中国医学百家

面肌痉挛临床进展

李世亭　著

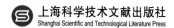
上海科学技术文献出版社
Shanghai Scientific and Technological Literature Press

图书在版编目（CIP）数据

面肌痉挛临床进展 / 李世亭著 . -- 上海：上海科
学技术文献出版社，2023
　（中国医学百家）
　ISBN 978-7-5439-8692-3

　Ⅰ . ①面… Ⅱ . ①李… Ⅲ . ①面部肌肉—痉挛—诊疗
Ⅳ . ① R745.1

中国版本图书馆 CIP 数据核字（2022）第 207906 号

策划编辑：张　树
责任编辑：应丽春
封面设计：李　楠

面肌痉挛临床进展

MIANJI JINGLUAN LINCHUANG JINZHAN

作　　者：李世亭 著
出版发行：上海科学技术文献出版社
地　　址：上海市长乐路 746 号
邮政编码：200040
经　　销：全国新华书店
印　　刷：朗翔印刷（天津）有限公司
开　　本：710mm×1000mm　1/16
印　　张：10.5
版　　次：2023 年 1 月第 1 版　2023 年 1 月第 1 次印刷
书　　号：ISBN 978-7-5439-8692-3
定　　价：128.00 元

http ://www. sstlp. com

作者简介

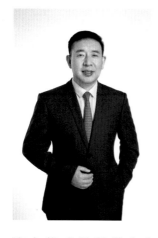

李世亭，男，1968年生，主任医师，上海交通大学二级教授，博士研究生导师。现任上海交通大学医学院附属新华医院神经外科主任，上海交通大学颅神经疾病诊治中心主任。中央干保专家，上海市领军人才，上海市医学领军人才，上海市医务工匠，上海市劳动模范，"中国医师奖"获得者，教育部新世纪优秀人才，上海市优秀学科带头人。兼任世界颅神经疾病外科医师联盟主席（WNFCND），上海市神经外科专业委员会副主任委员，上海市功能神经外科专业学组组长，中国医师协会周围神经疾病专业委员会副主任委员，中国医师协会神经损伤与修复学组组长，中华医学会功能神经外科学组副组长，中国神经微侵袭治疗专业委员会副主任委员。*Journal of clinical neuroscience*、*Clinical Journal of Neurosurgery*、《中华神经外科杂志》《中华神经外科疾病研究杂志》等杂志编委。

长期从事颅神经疾病的微创治疗：①建立系统性颅神经疾病解决方案，开展多项手术技术革新与应用。采用经小脑裂入路治疗三叉神经痛，使损伤岩静脉的概率从30%降到5%，手术并发症由12%降至2%；应用五区减压技术治疗三叉神经痛和面肌痉挛，治愈率超过 95%；采用茎乳孔区面神经松解术治疗痉挛性面瘫后遗症，有效率超过 80%；采用舌下神经与颈神经联合移植治疗完全性面瘫，大幅降低舌肌萎缩程度；采用联合三叉神经及面神经梳理术治疗眼睑痉挛及梅杰综合征，开启了梅杰综合征外科治疗先河，手术疗效达到 80%。②突破电生理监测核心技术，全面提升术中实时监测能力。发现 ZLR 波的存在，建立 ZLR 波监测技术，成为术中唯一客观定位责任血管的技术；建立双重 AMR 监测技术，解决了术中 AMR 稳定性低的难题，提升了监测敏感性与可靠性。③探索发现交感神经在颅神经综合征发生中的关键作用，提出了"交感神经桥接学说"，成为颅神经综合征发病机制三大主流学说之一。牵头制定五项疾病诊疗的中国专家共识。

公开发表学术论文 260 余篇，其中 SCI 收录 130 余篇，主编专著 7 部，参编专著 16 部。曾荣获上海市科技进步二等奖（两项）、华夏科技进步奖二等奖、卫生部科技进步三等奖、上海市临床医疗成果二等奖、上海市医学科技三等奖（两项）、上海市生命科学奖、上海市医学银蛇奖等。

从 1995—2000 年，我跟随周良辅院士学习颅底神经外科，在完成硕士和博士学业的过程中重点学习了中颅底、鞍区及颞下窝区域解剖，并完成了扩大中颅底硬膜外手术入路的建立与临床应用。2000 年博士毕业后，我开始关注颅神经疾病，并于 2002 年前往美国匹茨堡大学医学院附属医院 UPMC 颅神经疾病诊治中心学习，跟随 Jannetta 教授及 Kassam 教授学习 MVD 技术，期间也观摩了部分颅底外科的手术和脑血管病手术，2003 年回国后开始重点研究各类颅神经疾病的发生机制与诊疗技术，先后承担了包括 6 项国家自然科学基金在内的 30 项科研项目，发表了 200 多篇论文，其中 SCI 收录论文超过 100 篇，主编专著 7 部，参编专著 16 部，作为通讯作者发表 5 项中国专家共识，其中全英文专著 *Microvascular Decompression Surgery* 由 Springer 出版社出版，已经被美国大学图书馆馆藏。

在颅神经疾病诊治领域摸爬滚打了 20 年，无论是发表学术论文、主办学术会议、主办技术培训班、参加各类学术交流，还是出版专著和专家共识，都在相当广的范围内进行了理念与技术的交流及传播，那么为什么还要再写这本专著呢？在收到出版社的邀请后，我认真阅读了去年出版的一本书《胶质瘤——毛颖 2021 观点》，深入了解了出版社策划中国医学临床百家图书的要求与意义，读了《胶质瘤——毛颖 2021 观点》这本专著才第一次系统了解了毛颖教授团队在诊治胶质瘤方面的理念与技术，受益匪浅，这种围绕某一专病进行系统总结的撰写方式非常具有实用性和时代特点，也更能反映一个中心或者一个团队对某一疾病的系统认识，因此才接受了邀请。在所有颅神经疾病当中，面肌痉挛应该是目前治疗效果最为确切的一种疾病，也是过去20年在治疗技术方面发展最快和推广最广的一种颅神经疾病，但现实的困惑是仍然有相当数量的面肌痉挛患者并没有治愈，术后无效、复发以及手术带来的各种并发症依旧影响着患者的生活质量，急病人所急，想患者所想，通过这本专著的编写也是一次系统回顾总结我们团队在诊治面肌痉挛中的经验，详细介绍面肌痉挛诊治领域的技术进展，期待能对读者及从事面肌痉挛诊治的同道有所帮助，这就是撰写这本专著的出发点与落脚点。

关于面肌痉挛，过去的20年咱们中国成为发表学术论文最多的国家，大量的新知识、新理念、新方法、新技术都来自中国，当然我国整体的治疗水平也有了很大的提升，很多中心的面肌痉挛治愈率都处于世界上的领先水平，这也是值得咱们自豪的事情。所以在策划这本专著的内容时充分考虑了中国同道在诊治面肌痉挛方面的先进经验，当然也有我们新华医院神经外科的工作总结以及我个人对一些问题的理解，总之所有撰写的内容都来自临床实践的提炼与总结，相关理论研究成果及电生理学技术进展也都有实验依据和实践验证，期待这本专著能够为大家助力，成为您的参考书目。

这本专著包括10章54节，内容包含了面肌痉挛的发病机制、诊断标准、电生理评估、治疗技术、MVD技术以及疾病的预防保健，内容安排非常全面。在具体撰写过程中遵循以下原则：①最新的研究成果。在面肌痉挛发病机制章节系统阐述了原有的中枢学说与周围学说，也重点介绍了最新的交感神经桥接学说，在 AMR 的形成机制中详细介绍了 AMR 形成的结构基础，AMR 的多样性以及 AMR 阳性的现实意义；②最新的理念。在各个章节的内容中都包含有最新的理念，比如面肌痉挛的电生理学诊断标准，面肌痉挛患者接受 MRI 检查的意义，面肌痉挛患者接受 MVD 手术的时机，AMR 监测在决定手术进程中的作用等；③最新的技术。比如小脑绒球下入路技术、无牵拉 MVD 技术、全程探查及全程减压技术、ZLR 监测技术、AMR-ZLR-EMG 联合监测技术、复发患者的再次手术技术、明胶海绵防粘连技术、面肌痉挛合并联带运动的手术技术等；④详细的手术技术介绍。包括体位选择、手术切口设计、骨窗形成方式与脑脊液漏防止技术、硬膜切开方式、手术入路选择、血管减压方式与防粘连技术、责任血管定位技术、电生理学监测技术、手术进程决定的依据、防止听力障碍的技术、特殊患者以及困难病例的减压技术等，根据专著中介绍的方法，可以安全处理各类复杂患者，确保手术安全有效。尽管在编写过程中尽可能做到内容全面、细节及关键技术介绍清楚，但一本专著不可能包罗万象，也不可能完美无缺，不足之处希望广大读者朋友能够谅解。

书稿虽然已经完成，但心里仍然忐忑，毕竟这是一家之言，难免有不同的看法。在此想特别说明的是，这本专著中的所有观点与技术都来自我们的临床实践，而且已经被大量的临床实践所验证，希望能对读者有所帮助，但并不排除其他方法的临床应用。最后，希望越来越多的医师能更加关注面肌痉挛的治疗，希望越来越多的面肌痉挛患者都能够获得治愈恢复健康，祝福所有的读者健康幸福。

世界颅神经疾病外科医师联盟主席（WNFCND）

中国医师协会周围神经疾病专业委员会副主任委员

上海交通大学颅神经疾病诊治中心主任

2022 年 7 月 20 日于上海

目 录

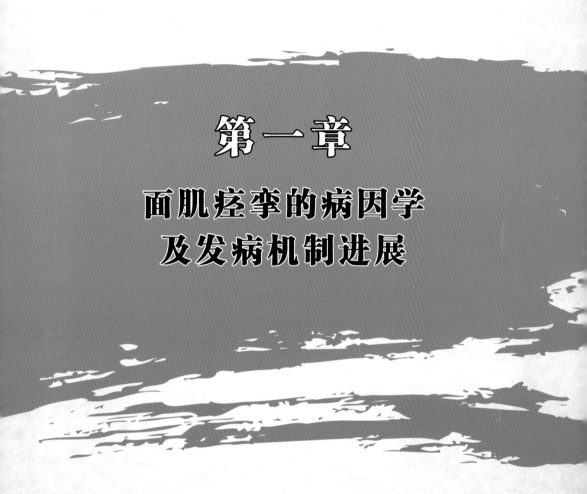

第一章

面肌痉挛的病因学
及发病机制进展

第一节　血管压迫是导致面肌痉挛的常见原因

　　面肌痉挛（hemifacial spasm，HFS）是一种多见于中老年人的常见疾病，年发病率约在 9.8/10 000。面肌痉挛的治疗方法包括药物、肉毒素注射以及外科手术三种。虽然显微血管减压是目前唯一一种有望彻底治愈面肌痉挛的方法，但术后无效、复发以及出现面瘫、听力障碍等并发症仍然是困扰医生和患者的难题，而研究面肌痉挛的发病机制是改进治疗方案和提高治疗效果的基础。因此，有关面肌痉挛的发病机制研究一直是人们关注的热点。Gardner、Sava 和 Jannetta 等人关于血管压迫以及面神经 REZ 区的解剖异常的早期研究，形成了我们现在对于面肌痉挛病因学和有效疗法的基本概念。迄今为止，颅内血管对面神经的长期压迫依然被认为是导致面肌痉挛的主要原因。

　　面神经起自脑桥延髓沟外侧端附近的脑干，紧邻 Luschka 孔、菱唇及脉络丛的头侧，位于绒球尾端腹侧，通常在前庭蜗神经入脑干处前方 1 ~ 2mm 处（图 1A）。面神经出脑干区域的下面或下内侧面为最常见的受压部位。由于面神经位于面听神经复合体内，因此大多数情况下，小脑前下动脉（anterior inferior cerebellar artery，AICA）为导致面肌痉挛主要的责任血管。AICA 通常以单干发自基底动脉，在第Ⅵ ~ 第Ⅷ对颅神经附近绕行于脑干。大多数情况下，AICA 在面 - 前庭蜗神经下方的脑干周围走行，也可行至神经上方或神经之间。其行至神经附近并发出分支供应神经的内听道段及突出于 Luschka 孔的脉络丛，随后绕行于绒球，供应小脑脑桥裂的上下唇及小脑的岩面。其分叉部通常位于面神经和前庭蜗神经附近，形成头干和尾干。如果分叉位于面 - 前庭蜗神经之前，则头干或分叉后的两干均可呈现神经相关性。其次，扭曲的小脑后下动脉（posterior inferior cerebellar artery，PICA）对面神经形成责任压迫的案例也并不少见。在一些桥小脑角区（cerebellopontine angle，CPA）解剖标本中，可见 PICA 近端先行于舌下神经根后方，随后形成凸向上方面 - 前庭蜗神经的血管襻，最后再下行至第Ⅸ～第Ⅺ对颅神经。该责任血管襻通常压迫面神经尾端及腹侧，而压迫神经背侧的情况并不多见。在某些病例中，压迫面神经的动脉可不止一根。AICA 和 PICA 可同时分别压迫面神经的头端和尾端。走向外侧的椎动脉也可在脑干处压迫面神经。实际上，椎动脉直接压迫面神经的情况并不多见，更为常见的则是其作为间接责任血管连同另一中间血管对面神经形成串联式压迫。此时，在处理形成直接压迫的动脉之前，首先需要对造成间接压迫的椎动脉进行移位。同时，尽管非常少见，基底动脉、小脑上动脉（superior cerebellar artery，SCA）以及脑桥延髓沟附近的静脉也可以是责任血管。面肌痉挛的症状由血管和面神经颅内段之间的紧密接触引起，而不仅仅是 REZ 区。因此，术中面神经和前庭蜗神经之间的间隙也需要仔细探查，以免遗漏位于两根神经之间的责任血管。

除外血管压迫，能够引起面肌痉挛的原因还有很多，比如桥小脑角内的胆脂瘤、脑膜瘤、神经鞘瘤等，脑桥内的海绵状血管瘤，椎基底动脉系统的动脉瘤，后颅窝血管畸形等，因此虽然血管压迫是导致面肌痉挛的主要原因，但就每一例面肌痉挛患者而言，我们在选择治疗方案之前，都需要详细的病因学检查，最终根据确诊的病因来制订最佳的治疗方案。

第二节　血管压迫导致面肌痉挛的交感神经桥接学说

　　面肌痉挛是面神经颅内段受周围血管压迫所致的一种颅神经高兴奋性疾病。尽管其主要病因已被显微血管减压术所证实，但其具体发病机制迄今仍没有阐明。对于绝大多数面肌痉挛患者而言，在显微血管减压术中，当责任血管一旦移开，即可测得异常肌反应（abnormal muscle response，AMR）波瞬间消失，且术后症状也能即刻缓解。基于面肌痉挛常在情绪紧张或激动时发作，而责任血管移开后症状可即刻缓解的特点，推测面肌痉挛发病可能与血管壁交感神经网有关。因此，在近万例显微血管减压术的临床经验及动物实验结果基础上，我们提出了血管压迫导致面肌痉挛的交感神经桥接学说（sympathetic bridge hypothesis）（图 1D）。

　　交感神经桥接学说认为血管对面神经长期反复的搏动性机械

压迫导致了面神经脱髓鞘以及血管壁上的交感神经外膜破损，使面神经纤维裸露，得以和责任血管壁表面密布的网状交感神经纤维直接接触。血管壁交感神经成为不同面神经纤维联系的桥梁，而面神经纤维之间并不直接联系。因此一根面神经纤维的动作电位可以通过交感神经纤维网桥接，传导至很多面神经纤维，从而形成短路，导致了面肌痉挛的发生。

前瞻性临床试验发现，术中以极低量脉冲（2mA、0.2ms）刺激面肌痉挛患者的责任血管壁，兴奋交感神经纤维后，可在面肌上记录到一个肌电反应波形 ZLR，ZLR 的波形和潜伏期说明神经冲动通过交感神经传导到面神经。同时，动物实验发现，应用 AMR 波实时监测下，在大鼠颈部用利多卡因阻滞责任血管壁的交感神经纤维或切除交感神经节，都会导致 AMR 波消失，而同时面神经传导功能完全正常。此外，无论 AMR 波还是 ZLR 波监测，2ms 的传导时间都发生在血管壁的交感神经。交感神经桥接学说直接导致了 ZLR 波的发现，也促进了 ZLR 监测技术的形成与临床应用。

交感神经桥接学说解释了大多数临床现象：①显微血管减压术后痉挛症状能够即刻缓解，是因为血管神经分离后阻断了面神经纤维与交感神经纤维之间的联系，而术后无效的患者两者之间一定还存在某些联系；②情绪激动时痉挛发作或者加重，是因为情绪激动时交感神经兴奋，继发了面神经纤维过度兴奋；③显微血管减压后 AMR 波、ZLR 波能够即刻消失，这也是充分减压后症状能够完全缓解的理论基础。动脉血管壁外膜中存在交感神经网，其神经末梢释放递质作用于血管壁内的平滑肌，通过平滑肌的收缩和舒张控制脑血管管径变化。在面肌痉挛的发病过程中，责任血管对面神经的作用并非单纯机械压迫，责任血管壁的完整性也发挥着重要作用。神经损伤后异位跨膜蛋白堆积导致膜静息电位朝去极化方向移动，使静息电位处在一个不稳定的波动状态，即阈下膜电位震荡（subthreshold membrane potential oscillations，SMPO），此时只要有一个触发因素就很容易形成一个可扩布的动作电位。

综上所述，我们认为面肌痉挛的本质是在面神经受压处出现了并非来自面神经核团的异位动作电位。其病理基础是在血管–神经冲突处同时存在责任血管外膜破损和面神经脱髓鞘改变。由于受损面神经轴膜出现跨膜蛋白（包括受体和通道）异位堆积，产生SMPO，使得来自责任血管壁外膜中的神经递质触发面神经产生异位动作电位，提高面神经局灶兴奋性。然而，关于神经递质释放的细节仍需进一步研究。

第三节　血管压迫导致面肌痉挛的外周学说

不同医学领域的研究者都在寻找显微血管减压有效治愈面肌痉挛的机制。早期人们认为这种症状是动脉冲击神经根部并损伤神经所引起。早在1944年，Granit等人首次提出受损面神经纤维之间的紧密接触可导致神经轴突之间的直接联系（"串扰"）。

1962 年，Gardner 等人就提出面肌痉挛的症状是一种不稳定且反复发作的病理生理状态，其发病原因是由于面神经受到一定程度压迫导致轴突间发生异位兴奋传导，即假突触传导。这种异位兴奋主要在轴突间呈现脉冲式传导而不会影响轴突内的电生理传导，即血管压迫导致面肌痉挛的外周学说（假突触短路传导学说，ephaptic transmission hypothesis）（图 1B）。

这种学说的核心观点是脑血管长期的波动性刺激导致了面神经受压处发生髓鞘空泡化、脱髓鞘等病理改变，随后神经纤维间相互接触形成短路，神经冲动通过假突触的形式从一根神经纤维传导到多根纤维。而且，随着脱髓鞘纤维的增多，患者的症状范围也逐渐扩大。这一理论已在面肌痉挛动物模型中得到证实，也就是说，面神经脱髓鞘改变是面肌痉挛发生的前提与病理解剖学基础。

周围学说认为，血管在面肌痉挛发生中只是一个机械性的压迫，是导致面神经脱髓鞘的主要原因，在脱髓鞘出现后脑血管的作用已不再重要。但是，许多临床现象无法用周围学说解释，比如：①多发性硬化虽然可以引起广泛的脱髓鞘改变，但并不会导致面肌痉挛的发生；②在显微血管减压术中，当分离移位责任血管后，虽然脱髓鞘的面神经纤维依然相互接触，但患者的 AMR 波和临床症状都会即刻缓解，这与周围学说的理论相矛盾；③面肌痉挛症状多在情绪激动时出现或加重，但在显微血管减压术后这一现象消失，周围学说无法解释这一特点；④根据周围学说，AMR 波的传导通路是面部刺激脱髓鞘的面神经纤维传入，经过假突触后再经脱髓鞘的面神经纤维传出，因此 AMR 波的潜伏期应等于从面神经分支刺激点到神经受压点再传导到另一分支记录点这两段面神经分支传导时间总和。然而 Moller 等人研究发现，AMR 波的潜伏期为 10.72ms，而两段面神经分支到神经受压点的传导时间之和为 8.23ms，反复检测都显示两者总是存在一个约 2ms 的差值，所以，面肌痉挛的电生理特性也不支持周围学说；⑤周围学说至今尚缺乏更加详细的科学依据，包括面神经脱髓鞘后的兴奋性改变，脱髓鞘后的面神经之间是否真正存在假突触联系，责任血管在面肌痉挛中究竟发挥了哪些作用等等。所有这些问题仍有待进一步研究予以明确。

第四节　血管压迫导致面肌痉挛的中枢学说

Ferguson 最先提出：被压迫的面神经轴突之间的假突触传递并不足以解释面肌痉挛的症状。Esteban 和 Molina-Negro 等人基于对面肌痉挛患者术前研究提出，神经纤维相互接触的范围似乎更足以引发几乎所有面部肌肉的典型大规模收缩。因此，Moller 和 Jannetta 等人提出了血管压迫导致面肌痉挛的中枢学说，即核团过度兴奋学说（hyperexcitable nucleus hypothesis）（图 1C）。

中枢学说认为，血管对面神经长期压迫导致了面神经脱髓鞘改变，脱髓鞘引起了面神经纤维及面神经核团的兴奋性增高，面神经运动神经元之间建立异常的新突触而发生短路。所以，中枢学说认为，血管压迫只是导致面肌痉挛的始动因素，而面肌痉挛发生的真正原因是面神经核团内形成了运动神经元之间的异常突触。这一学说虽然能解释情绪激动时面肌痉挛症状会出现甚至加重，但仍存在许多尚无法解释的客观现象，比如：①无法解释显微血管减压术后痉挛症状能够即刻缓解的现象，因为血管压迫解除以后，面神经核内的异常突触不可能即刻消失；②中枢学说实际上把面肌痉挛看成了一种特殊类型的癫痫，然后降低突触兴奋性的药物（如卡马西平、丙戊酸钠等）对面肌痉挛的疗效十分有限；③中枢学说也不能解释面肌痉挛特有的电生理现象，例如Yamashita 等应用双重刺激诱发 AMR 的研究发现，第二刺激所引发的第二肌电反应 R2 具有恒定的潜伏期和恒定的波幅，因此否

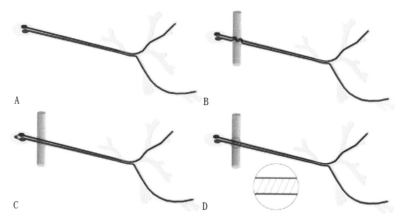

图1　血管压迫导致面肌痉挛的三种假说模型

注：A. 正常面神经：蓝线代表面神经颞支纤维，红线代表面神经下颌缘支纤维；B. 假突触短路传导学说：在神经血管压迫部位，神经冲动通过假突触的形式从一根神经纤维传导到多根纤维；C. 核团过度兴奋学说：血管长期压迫导致了面神经脱髓鞘改变，脱髓鞘引起了面神经纤维及面神经核团的兴奋性增高；D. 交感神经桥接学说：血管对面神经压迫导致了面神经脱髓鞘以及血管壁上的交感神经外膜破损，一根面神经纤维的动作电位通过交感神经纤维网桥接，传导至多根面神经纤维。

定了短路发生在面神经核的可能性。事实上，无论周围学说还是中枢学说都不能满意地解释许许多多客观的临床现象，并且在电生理学方面也有许多无法解释的地方，因此长期饱受争议。

第五节　血管压迫导致面肌痉挛的常见诱因

　　临床上，面肌痉挛的发生与年龄及性别有很大关系，多见于45 岁以上女性患者。由于中老年人身体功能逐渐减退、自身免疫力下降，局部组织容易受到不良因素的影响。随着年龄增长，颅内血管出现粥样硬化性改变，尤其伴随高血压、糖尿病等危险因素的刺激，血管对面神经的压迫多会进行性加重。但值得注意的是，随着当前生活方式和生活水平的改变，面肌痉挛的发病年龄逐渐下降，因此我们认为睡眠、饮食、性格、生活习惯等都与血管压迫导致的面肌痉挛存在密切关系。

　　经常性熬夜、饮食不规律，导致疲劳过度、身体抵抗力下降、胃肠道疾病、易感染及过敏等情况的出现，多会诱发面神经疲劳，最开始症状可能较轻微，只出现一侧下眼睑的偶尔跳动，尚不能引起患者重视。但长此以往，抽动频率大多会越来越高，且范围进行性扩大，可发展至嘴角，引起整个半侧面部的不自主抽动。另外，焦虑抑郁以及脾气暴躁的人也是面肌痉挛的高发群体。患者受到情感伤害，紧张害怕导致精神波动过大，从而出现神经系统功能失常，进而导致面肌痉挛的出现。此外，孕产期妇女处于特殊时期，相比普通人来说也更容易患病，这可能与身体免疫力差有很大的关系。不正确的饮食方法也会引起面肌痉挛的发生，如过食辛辣刺激性食物、喝浓茶、糖分摄取过量以及高盐饮食等，都会影响机体代谢功能，增加患病概率。如果局部受凉侵袭，营养神经的血管发生痉挛，也可导致神经缺血、缺氧以及毛细血管损害而致病。

　　因此，保持规律的生活作息，劳逸结合，尽量消除紧张焦虑情绪，保持良好心态，同时适当锻炼，注意保暖，也许可有效避免面肌痉挛的出现以及症状进行性加重的发生。

参考文献

[1]GARDNER WJ.Concerning the mechanism of trigeminal neuralgia and hemifacial spasm[J].J Neurosurg, 1962, 19: 947-958.

[2]GARDNER WJ, SAVA GA.Hemifacial Spasm——a Reversible Pathophysiologic State[J].J Neurosurg, 1962, 19: 240-247.

[3]JANNETTA PJ.Observations on the etiology of trigeminal neuralgia, hemifacial spasm, acoustic nerve dysfunction and glossopharyngeal neuralgia[J].Definitive microsurgical treatment and results in 117 patients. Neurochirurgia (Stuttg), 1977, 20 (5): 145-154.

[4]JANNETTA PJ, ABBASY M, MAROON JC, et al.Etiology and definitive microsurgical treatment of hemifacial spasm.Operative techniques and results in 47 patients[J].J Neurosurg, 1977, 47 (3): 321-328.

[5]MARTIN RG, GRANT JL, PEACE D, et al.Microsurgical relationships of the anterior inferior cerebellar artery and the facial-vestibulocochlear nerve complex[J].Neurosurgery, 1980, 6 (5): 483-507.

[6]HITOTSUMATSU T, MATSUSHIMA T, INOUE T.Microvascular decompression for treatment of trigeminal neuralgia, hemifacial spasm, and glossopharyngeal neuralgia : three surgical

approach variations : technical note[J].Neurosurgery，2003，53（6）：1436–1441.

[7]LISTER JR，RHOTON AL，MATSUSHIMA T，et al.Microsurgical anatomy of the posterior inferior cerebellar artery[J].Neurosurgery，1982，10（2）：170–199.

[8]RHOTON AL JR.The cerebellopontine angle and posterior fossa cranial nerves by the retrosigmoid approach[J].Neurosurgery，2000，47（3 Suppl）：S93–129.

[9]RHOTON AL，JR.The cerebellar arteries[J]. Neurosurgery，2000，47（3 Suppl）：S29–68.

[10]MATSUSHIMA T，RHOTON AL JR，DE OLIVEIRA E，et al.Microsurgical anatomy of the veins of the posterior fossa[J].J Neurosurg，1983，59（1）：63–105.

[11]YANG W，KUROI Y，YOKOSAKO S，et al.Hemifacial Spasm Caused by Veins Confirmed by Intraoperative Monitoring of Abnormal Muscle Response[J].World Neurosurg X，2019，1：100002.

[12]YALTHO TC，JANKOVIC J.The many faces of hemifacial spasm : differential diagnosis of unilateral facial spasms[J].Mov Disord，2011，26（9）：1582–1592.

[13]ZHANG X，WANG X H，ZHAO H，et al.Surgical Treatment of Secondary Hemifacial Spasm : Long–Term Follow–Up[J].World Neurosurg，2019，125：e10–e15.

[14]ZHENG X，HONG WY，TANG YD，et al.Discovery of a new waveform for intraoperative monitoring of hemifacial spasms[J].

Acta Neurochir（Wien），2012，154（5）：799–805.

[15]ZHENG X，HONG WY，TANG YD，et al.Sympathetic nerves bridge the cross–transmission in hemifacial spasm[J].Neurosci Lett，2012，517（1）：52–55.

[16]ZHOU QM，ZHONG J，JIAO W，et al.The role of autonomic nervous system in the pathophysiology of hemifacial spasm[J].Neurol Res，2012，34（7）：643–648.

[17]DOU NN，ZHONG J，ZHOU QM，et al.The mechanism of hemifacial spasm：a new understanding of the offending artery[J]. Neurol Res，2015，37（2）：184–188.

[18]ADAMS CB.Microvascular compression：an alternative view and hypothesis[J].J Neurosurg，1989，70（1）：1–12.

[19]NIELSEN VK.Electrophysiology of the facial nerve in hemifacial spasm：ectopic/ephaptic excitation[J].Muscle Nerve，1985，8（7）：545–555.

[20]RUBY JR，JANNETTA PJ.Hemifacial spasm：ultrastructural changes in the facial nerve induced by neurovascular compression[J]. Surg Neurol，1975，4（4）：369–370.

[21]MOLLER AR，JANNETTA PJ.Synkinesis in hemifacial spasm：results of recording intracranially from the facial nerve[J]. Experientia，1985，41（3）：415–417.

[22]YAMASHITA S，KAWAGUCHI T，FUKUDA M，et al.Lateral spread response elicited by double stimulation in patients with hemifacial spasm[J].Muscle Nerve，2002，25（6）：845–849.

[23]GRANIT R.Stimulus intensity in relation to excitation and pre-and post-excitatory inhibition in isolated elements of mammalian retinae[J].J Physiol, 1944, 103 (1): 103-118.

[24]KAMEYAMA S, MASUDA H, SHIROZU H, et al.Ephaptic transmission is the origin of the abnormal muscle response seen in hemifacial spasm[J].Clin Neurophysiol, 2016, 127 (5): 2240-2245.

[25]FERGUSON JH.Hemifacial spasm and the facial nucleus[J]. Ann Neurol, 1978, 4 (2): 97-103.

[26]ESTEBAN A, MOLINA-NEGRO P.Primary hemifacial spasm : a neurophysiological study[J].J Neurol Neurosurg Psychiatry, 1986, 49 (1): 58-63.

[27]WILKINSON MF, CHOWDHURY T, MUTCH W A, et al. Analysis of facial motor evoked potentials for assessing a central mechanism in hemifacial spasm[J].J Neurosurg, 2017, 126 (2): 379-385.

[28]WILKINSON MF, CHOWDHURY T, MUTCH W A, et al.Is hemifacial spasm a phenomenon of the central nervous system ? ——The role of desflurane on the lateral spread response[J].Clin Neurophysiol, 2015, 126 (7): 1354-1359.

[29]WILKINSON MF, KAUFMANN AM.Monitoring of facial muscle motor evoked potentials during microvascular decompression for hemifacial spasm : evidence of changes in motor neuron excitability[J]. J Neurosurg, 2005, 103 (1): 64-69.

（朱婉春　李世亭）

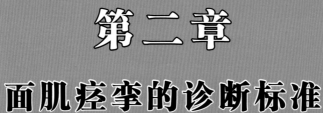

第二章

面肌痉挛的诊断标准

第一节　面肌痉挛的典型症状

　　面肌痉挛（hemifacial spasm，HFS）指一侧颜面部阵发性、不自主的肌肉痉挛。抽搐多始于眼周，女性多发，最常见累及单侧眼轮匝肌，短暂、重复收缩导致无意识突然闭眼、睁眼困难和眉毛抬高，严重者可导致功能性失明；症状可逐步向下扩大，波及面部其他表情肌和口周肌肉，可表现为口角歪斜、张口受限等；更甚者可累及同侧颈阔肌，出现不规则阵挛或者强直收缩，情绪激动或者紧张时可使上述症状明显加重。一般入睡后缓解，无言语障碍、无耳鸣耳痛，罕见者若出现镫骨肌受累，则可出现突发性耳鸣或听力下降。部分可见因长期患病或注射过肉毒素而导致的周围性面瘫。AMR 阳性（＋），多无神经系统阳性体征。

　　面肌痉挛虽为良性疾病，多由血管压迫引起，但其面部肌肉的异常表现对患者的社会交际功能造成不良影响，若后期涉及肌肉持续收缩引起严重的毁容般"鬼脸"者，可出现社交障碍甚至封闭而致抑郁。

　　非典型面肌痉挛的临床症状与典型面肌痉挛类似，但是痉挛症状是从下部面肌开始，比如口角抽搐或口轮匝肌痉挛，随着时间延长痉挛症状会从下向上部面肌发展，逐渐出现面颊肌抽搐、眼睑痉挛、眼轮匝肌痉挛等。在疾病发展的后期，典型面肌痉挛与非典型面肌痉挛的临床症状几乎一致，很难区分。

　　面肌痉挛如果得不到及时正确的治疗，患者的临床症状也会发生很多改变。比如患者面肌痉挛发作的频率会显著增加，间歇期逐渐缩短，很多患者会出现睁眼困难，眼裂变小，口角与鼻唇沟向患侧歪斜，同时可出现同侧搏动样耳鸣，甚至出现听力下降、口眼联动与不同程度面瘫等。如果是由于后颅窝占位性病变引起的面肌痉挛，在疾病的后期还可能出现面部麻木、疼痛、视力下降、共济失调等压迫症状。

第二节　面肌痉挛的电生理特征

　　面肌痉挛患者大多具有典型的临床表现，根据其特征性的面部肌肉痉挛就可以进行临床诊断。但是，单纯依赖临床症状做出的诊断并不一定正确，很多疾病可以表现类似的临床症状，因此研究面肌痉挛的电生理学诊断标准就显得十分重要。

　　大量的临床研究已经证实，面肌痉挛患者的面部都可以记录到特征性的异常肌反应（abnormal muscle response，AMR），而面神经的自由肌电、F波、神经电图 ENoG、神经传导速度均在正常范围。AMR 的记录方法：常规采用方波刺激，波宽 0.2ms，频率 0.5 ～ 1Hz，强度 5 ～ 100mA，通过刺激面肌痉挛患者面神经的一个分支，在其他面神经分支可恒定地记录到病理性的 AMR，如通过刺激面神经颞支，可在颏肌上记录到 AMR，或者刺激面神经下颌缘支，可在额肌上记录到 AMR。

AMR 的波形特征：不同患者记录到的 AMR 波具有稳定的潜伏期，一般为 10ms。但是 AMR 波的波形却各不相同，反映的是 AMR 异常传导的路径各不相同，既可能是相邻脱髓鞘的面神经纤维间的直接传导，也可能是经过血管壁上的交感神经桥接后的异常传导，还可能是各种不同路径下的异常传导，总之不同患者以及同一患者面部的不同部位都可能记录到不同形状的 AMR 波。

面肌痉挛患者都可能记录到特有的异常电生理传导 AMR，但是 AMR 却并非面肌痉挛患者所独有，很多疾病也可以记录到相同的 AMR 波，比如痉挛性面瘫后遗症患者、面瘫后出现联带运动的患者、部分脑中风后遗症的患者等。因此面肌痉挛的电生理学诊断标准是患侧面部可以记录到稳定的 AMR 波，潜伏期为 10ms，同时面神经的自由肌电、F 波、神经电图 ENoG、神经传导速度均在正常范围。也就是说如果患者出现面部肌肉的痉挛症状，但 AMR 为阴性，则不考虑面肌痉挛，需要与眼睑痉挛、梅杰综合征、面部肌张力障碍等疾病鉴别。

第三节　面肌痉挛的鉴别诊断

临床上面肌痉挛需要与眼睑痉挛、梅杰综合征、痉挛性面瘫后遗症等疾病进行鉴别，确切的诊断依赖典型的临床症状、电生理学评估以及详细的影像学评估。尤其是在面肌痉挛早期或者症状不太典型的患者很容易误诊，因此掌握相关疾病的诊断标准与鉴别诊断要点十分必要。

一、眼睑痉挛（blepharospasm）

眼睑痉挛是一种不自主瞬目动作，常表现为强迫性的瞬目伴瞬目频率的不断增加或瞬目时闭眼期的逐渐延长，多发生于双侧眼轮匝肌。精神因素如压力过大、焦虑、失眠、紧张、抑郁以及疲劳用眼等都可以诱发眼睑痉挛或者加重病情，眼科检查时并无眼部病理改变，眼睑痉挛电生理检查可见患者双侧瞬目反射阳性。当然眼睑痉挛也可以从一侧眼睑痉挛起病，从一侧眼睑痉挛发展为双侧眼睑痉挛的时间可以是数年甚至十余年，因此临床上我们遇到过多例将一侧起病的眼睑痉挛患者误诊为面肌痉挛而施行了 MVD 手术，术后症状没有任何改变。单侧起病的双侧眼睑痉挛与典型面肌痉挛的鉴别不能依据临床症状，主要依赖 AMR 检测，如果 AMR 阳性，则诊断为面肌痉挛，相反如果 AMR 阴性，则诊断为眼睑痉挛早期或者面部肌张力障碍。

二、梅杰综合征（Meige's syndrome）

中老年女性多见，属锥体外系疾患，病变在脑深部核团，是一种局灶性颅面部肌张力障碍，指肌肉的持续性收缩而导致不自主的面部姿态，主要表现双侧眼睑痉挛和口下颌肌张力障碍，首发多为双侧眼睑痉挛，部分患者可单眼起病，逐渐累及对侧，持续收缩频繁眨眼可导致眼睑无力、眼睑下垂，可伴有畏光流泪或干眼；下面部表现如有张口困难、嘴唇收紧、磨牙、下颌偏斜等。但患者在打哈欠、唱歌、咀嚼口香糖或进食时症状可明显缓解，被称为"感觉诡计（sensory trick）"。大多数患者梅杰综合征是原发性或特发性的，其痉挛的原因尚不清楚，但继发性病例可在长期使用神经抑制剂后发生或继发于潜在的脑功能障碍。电生理呈 AMR 阴性（−）。梅杰综合征可以从局灶性发展为全身性，多数从头面部肌肉痉挛逐渐向下发展，依次累及颈部、颈肩部、双侧上肢、躯干以及双侧下肢。局限于头面部的梅杰综合征容易误诊为双侧面肌痉挛，两者鉴别诊断的要点主要依赖电生理学评估，如果 AMR 双侧阳性，则诊断为双侧面肌痉挛；相反如果 AMR 阴性，则诊断为梅杰综合征或者面部肌张力障碍。

三、痉挛性面瘫后遗症

痉挛性面瘫后遗症女性多见，有明确的面瘫病史，多见于面瘫未完全恢复的患者。痉挛性面瘫后遗症包括六大症状：面部紧张感、面部表情僵硬、面部肌肉联动、面肌抽搐、眼裂缩小、睁眼困难。最常见表现是眼－口或口－眼联动，联带运动一般出现在面瘫缓解后的 3～4 个月，指面部某肌肉随意运动可引起另一处面部肌肉异常不自主运动，采用经茎突孔区面神经松解术治疗有效。以面部肌肉抽动及口眼联动为主要表现的痉挛性面瘫后遗症需要与面肌痉挛进行鉴别，两种疾病都可以记录到 AMR 波，只不过面肌痉挛的 AMR 波潜伏期都为 10ms，而痉挛性面瘫后遗症的 AMR 的潜伏期常常短于面肌痉挛。另外，痉挛性面瘫后遗症一定有明确的面瘫病史，而且这类患者的眼裂变小与睁眼困难是持续性的；相反，面肌痉挛严重时也可以出现睁眼困难，但在发作间歇期完全正常，因此综合临床症状与电生理检查鉴别诊断不难。

参考文献

[1]CHAUDHRY N, SRIVASTAVA A, JOSHI L.Hemifacial spasm: The past, present and future[J].J Neurol Sci, 2015, 356（1-2）: 27-31.

[2]YALTHO TC, JANKOVIC J.The many faces of hemifacial spasm : differential diagnosis of unilateral facial spasms[J].Mov Disord, 2011, 26（9）: 1582-1592.

[3]LU AY, YEUNG JT, GERRARD JL, et al.Hemifacial spasm and neurovascular compression[J].ScientificWorldJournal, 2014, 2014: 349319.

[4]ROSENSTENGEL C, MATTHES M, BALDAUF J, et al.Hemifacial spasm : conservative and surgical treatment options[J]. Dtsch Arztebl Int, 2012, 109（41）: 667-673.

[5]LEFAUCHEUR JP, BEN DAAMER N, SANGLA S, et al.Diagnosis of primary hemifacial spasm[J].Neurochirurgie, 2018, 64（2）: 82-86.

[6]JAHNGIR MU, AMEER MA, PATEL BC : Meige Syndrome[J].In : StatPearls.edn.Treasure Island（FL）, 2021.

[7]PANDEY S, SHARMA S.Meige's syndrome : History, epidemiology, clinical features, pathogenesis and treatment[J].J Neurol Sci, 2017, 372: 162-170.

[8]HASSELL TJW，CHARLES D.Treatment of Blepharospasm and Oromandibular Dystonia with Botulinum Toxins[J].Toxins（Basel），2020，12（4）：269-270.

[9]TOLOSA E，MARTI MJ.Blepharospasm-oromandibular dystonia syndrome（Meige's syndrome）：clinical aspects[J].Adv Neurol，1988，49：73-84.

[10]AZIZZADEH B，FRISENDA JL.Surgical Management of Postparalysis Facial Palsy and Synkinesis[J].Otolaryngol Clin North Am，2018，51（6）：1169-1178.

[11]MARIA CM，KIM J.Individualized management of facial synkinesis based on facial function[J].Acta Otolaryngol，2017，137（9）：1010-1015.

[12]CELIK M，FORTA H，VURAL C.The development of synkinesis after facial nerve paralysis[J].Eur Neurol，2000，43（3）：147-151.

[13]BIGLIOLI F，KUTANOVAITE O，RABBIOSI D，et al.Surgical treatment of synkinesis between smiling and eyelid closure[J].J Craniomaxillofac Surg，2017，45（12）：1996-2001.

[14]POURMOMENY AA，ASADI S，CHEATSAZ A.Management of Facial Synkinesis with a Combination of BTX-A and Biofeedback：A Randomized Trial[J].Iran J Otorhinolaryngol，2015，27（83）：409-415.

（沈艺漫　李世亭）

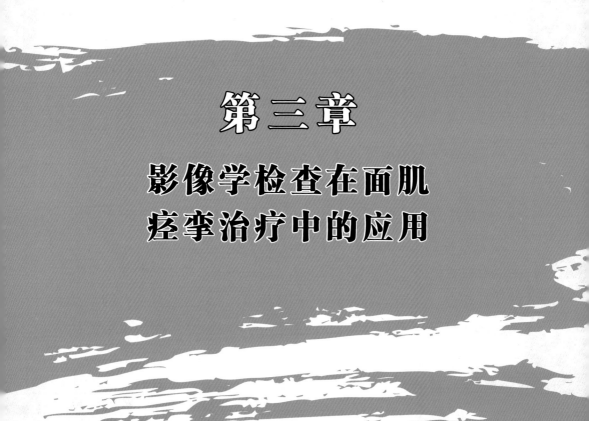

第三章

影像学检查在面肌
痉挛治疗中的应用

第一节　影像学检查的价值在于排除继发性原因

面肌痉挛患者在接受显微血管减压术之前应常规进行影像学检查，根据患者的实际情况，可以选择核磁共振 MRI、CT、CTA、甚至 DSA 检查，其中 MRI 是首选的影像学检查方法。头部 MRI 检查可以提供以下信息：后颅窝蛛网膜下隙的大小；是否存在狭颅症、小脑扁桃体下疝等颅底畸形；桥小脑角是否有占位性病变、岩骨、内听道及中颅底内是否有占位性病变；脑干及桥延沟区是否存在异常信号；MRA 还可初步显示椎基底动脉系统是否存在动脉瘤等血管性病变。如果 MRI 平扫存在结构或信号异常，可追加 MRI 增强扫描或者 DSA 检查，以便明确病变性质。对于因皮肤纹身、体内存在金属植入物等原因无法接受 MRI 检查的患者可以选择头部 CT 平扫、CT 增强以及颅底薄层 CT 扫描。目前关于 MVD 术前常规进行影像学检查的价值仍然存在争议，部分专家认为影像学检查可以发现面神经周围是否存在血管压迫以及压迫的程度，并认为术前影像学检查可以作为面肌痉挛患者选择 MVD 的主要依据。但是，相关领域的指南和绝大部分专家并不建议将术前影像学检查作为是否能够选择血管减压术的依据，而仅仅作为辅助诊断颅内是否存在继发性病变。我们多年的临床实践也充分证明术前影像学检查并不能判断面神经是否存在血管压迫，更不能作为面肌痉挛患者是否应该选择 MVD 的依据，因此术前在选择影像学检查方法时，不应考虑是否能显示面神经周围的血管分布，重点应该关注颅内是否存在与面肌痉挛发生相关的病因以及影响 MVD 手术难易度的颅底畸形。

第二节　　3D–TOF MRTA检查在面肌痉挛治疗中的应用

目前临床上 3D–TOF MRTA 是面肌痉挛患者接受 MVD 术前常规进行的一项 MRI 检查序列，也称为三维时飞效应磁共振血管造影。3D–TOF MRTA 增加了静态组织与血流之间的对比度，可以从多角度多层次显示面神经与周围血管之间的解剖关系。在 3D–TOF MRTA 图像上，血管呈高信号，面神经呈等信号，脑脊液呈低信号。MRTA 能够显示有一定直径的动脉，比如椎动脉 VA、基底动脉 BA、小脑后下动脉 PICA、小脑前下动脉 AICA，但是面神经附近的静脉以及直径细小的穿动脉并不能显示。MRTA 显示的面神经与周围动脉之间的解剖关系包括：①解剖关系临近，但没有直接接触；②面神经与周围血管直接接触，但面神经没有移位；③血管压迫面神经致面神经成角或弧形移位；④面神经被多根血管包绕，面神经只能部分显影（图 2）。需要特别强调的是 MRTA 检查虽然能显示面神经与周围血管的解剖关系，能够间接提示面神经受血管压迫的程度，也能够初步判断 MVD 手术的复杂程度，但是 MRTA 显示的面神经周围的血管并不一定就是责任血管，真正的责任血管或许在 MRTA 上并不显影，即便 MRTA 显示的血管中包括了真正的责任血管，但仅凭 MRTA 并不能分辨出那一根血管为责任血管，因此 MRTA 检查的价值在于初步了解面神经周围是否存在明显的血管压迫，以及 MVD 手术可能的难度与风险。另外，MRTA 无论是 2D 还是 3D 成像，MRTA 显示的面神经与周围血管之间的关系与 MVD 术中观察到的真实情况之间仍然有一定差距，因此 MRTA 检查的结果仅供手术医生参考，我们既不能将 MRTA 检查结果作为患者能否选择 MVD 的依据，也不能完全依据 MRTA 检查结果来判断 MVD 手术的风险。

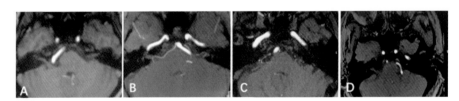

图2　MRTA显示的面神经与周围血管的解剖关系

注：A. 血管与右侧面神经靠近，但无接触；B. 血管压迫右侧面神经，但面神经无移位；C. 血管压迫右侧面神经致面神经明显移位；D. 血管压迫左侧面神经，面神经仅部分显影。

第三节　面肌痉挛手术前影像学检查的进展

面肌痉挛患者在接受 MVD 手术前常规进行 CT 或 MRI 检查，尤其是进行 MRI 检查更加普遍。MRTA 用于大体观察面神经与周围血管的关系已经在临床上常规应用，为了能够更加清楚显示血管与面神经之间的空间位置关系，MRTA 技术发展了多种成像序列。比如 MRTA 检查可以分别采用下列四种序列成像重建：三维时间飞跃成像序列（3D-TOF）、超快平衡场回波序列（B-TFE）、T_1 高分辨率各向同性容积激发序列（THRIVE）及最大密度投影法（MIP），这四种不同的成像序列可以从不同角度显示面神经与周围血管的解剖关系，增加了影像检查的可靠性。另外，3D-FIESTA（三维梯度回波序列）、3D-SPGR（三维稳态毁损梯度回波）的应用能够更加清楚显示面神经与周围动脉及静脉之间的关系。在 3D-FIESTA 图像上，脑脊液呈高信号，神经与血管呈中等信号，对比良好。在 3D-SPGR 图像上，脑脊液为低信号，脑实质和颅神经为等信号，血管为高信号。在此基础上进一步演变成了很多的成像序列，比如 3D-TOF-MRTA（三维时间飞跃法 MR 血管成像）、3D-CE-MRTA（三维增强 MR 血管成像）、3D-TOF-FIESTA（三维时间飞跃法梯度回波）、3D-TOF-SPGR（三维时间飞跃法稳态毁损梯度回波）、3D-CE-TOF-SPGR

（三维增强时间飞跃法稳态毁损梯度回波）等。

　　近年来，围绕血管与颅神经解剖关系的 MR 成像技术仍然在不断发展，总体上从二维发展到三维，从三维发展到 360 度，从轴位、冠状位、斜位发展到任意角度的薄分层显像，从黑白图像到彩色图像等。需要特别强调的是无论是哪一种成像序列都仅仅能显示面神经与周围血管的解剖学关系，并不能显示面神经变性的部位，也不能鉴别出谁是真正的责任血管，当然也无法保证将所有责任血管全部显像。因此时至今日，上述所有的影像学技术的检查结果都仅仅作为面肌痉挛患者接受 MVD 手术前的参考，既不能作为患者选择 MVD 的依据，也不能全面反映 MVD 手术的难度与风险。

参考文献

[1]FUKUDA H，ISHIKAWA M，OKUMURA R.Demonstration of neurovascular compression in trigeminal neuralgia and hemifacial spasm with magnetic resonance imaging : comparison with surgical findings in 60 consecutive cases[J].Surg Neurol，2003，59（2）：93-99.

[2]ZHAO WG，ZHU J，SHEN JK，et al.Preoperative etiological diagnosis of hemifacial spasm : a comparative study between magnetic resonance tomographic angiography and intra-operative findings[J]. Zhonghua Yi Xue Za Zhi，2003，83（21）：1871-1873.

[3]ZHAO W，SHEN J，PU C.Microvascular decompression for hemifacial spasm : experience of 215 cases[J].Zhonghua Yi Xue Za Zhi，2001，81（18）：1121-1123.

[4]GUAN HX，ZHU J，ZHONG J.Correlation between idiopathic hemifacial spasm and the MRI characteristics of the vertebral artery[J].J Clin Neurosci，2011，18（4）：528-530.

[5]DEEP NL，FLETCHER GP，NELSON KD，et al.Magnetic Resonance Imaging Assessment of Vascular Contact of the Facial Nerve in the Asymptomatic Patient[J].J Neurol Surg B Skull Base，2016，77（6）：503-509.

[6]SEKULA RF，FREDERICKSON AM，BRANSTETTER

BF，et al.Thin-slice T2 MRI imaging predicts vascular pathology in hemifacial spasm : a case-control study[J].Mov Disord，2014，29（10）：1299-1303.

[7]TETON ZE，BLATT D，HOLSTE K，et al.Utilization of 3D imaging reconstructions and assessment of symptom-free survival after microvascular decompression of the facial nerve in hemifacial spasm[J]. J Neurosurg，2019，12：1-8.

[8]YAN X，GU J，QUAN J，et al.Anatomical deviations of vertebral artery in hemifacial spasm : a quantitative study[J].Surg Radiol Anat，2021，43（2）：291-299.

[9]TU Y，YU T，WEI Y，et al.Structural brain alterations in hemifacial spasm : A voxel-based morphometry and diffusion tensor imaging study[J].Clin Neurophysiol，2016，127（2）：1470-1474.

[10]TAN EK，CHAN LL. Clinico-radiologic correlation in unilateral and bilateral hemifacial spasm[J].J Neurol Sci，2004，222（1-2）：59-64.

[11]CHAN LL，NG KM，FOOK-CHONG S，et al.Three-dimensional MR volumetric analysis of the posterior fossa CSF space in hemifacial spasm[J].Neurology，2009，73（13）：1054-1057.

（朱　晋　李世亭）

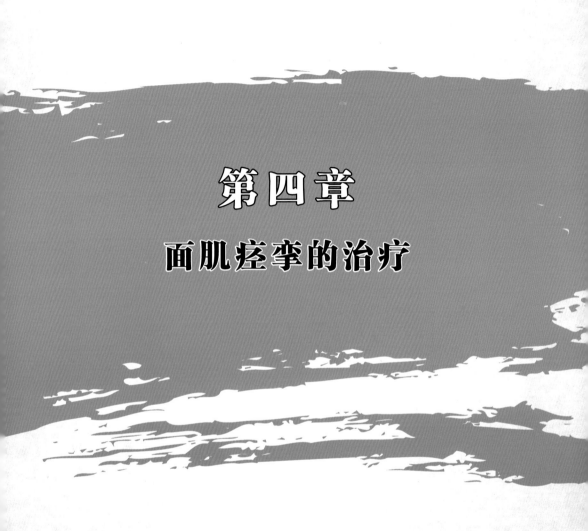

第四章

面肌痉挛的治疗

第一节 药物治疗面肌痉挛

目前治疗面肌痉挛的药物大致分为以下几类：第一类是临床上常用的镇静、安定、抗癫痫药物，这包括卡马西平（得理多）、奥卡西平、丙戊酸钠、苯妥英钠、氯硝安定等，其中又以卡马西平和奥卡西平应用的最多。第二类是缓解肌痉挛，降低肌张力的药物，主要代表为巴氯芬。对于初发的典型面肌痉挛，这些药物的应用被证明是有效的，以我们的经验来看，这些药物治疗可使得 60% ~ 90% 的患者症状减轻。但是药物治疗存在一个很大的问题，即这些痉挛症状只能获得暂时的缓解，并不能被彻底治愈。随着时间的进展，很大一部分患者的症状又重新出现甚至较前加重，一些患者被迫加大药物剂量，这又会给患者带来严重的药物不良反应，例如精神错乱、周围神经炎、严重皮肤过敏、充血性心力衰竭、肝功能异常、肾衰竭等，以最常用的卡马西平及奥卡西平为例，成年人常用剂量为每日 400 ~ 600mg，分 2 次或 3 次口服，一般不建议每日剂量超过 1000mg。这些都会限制药物治疗的广泛应用。因此，药物治疗的同时定期检查肝肾功能等指标是必要的。当然也有部分患者在一开始药物治疗就效果不佳，这迫使他们一开始就转向其他治疗。

因此我们建议，药物治疗可以应用于以下两种情况：①面肌痉挛初发患者或痉挛的症状不严重的患者，药物治疗可使得这部分人获得较好的症状控制或减轻；②用以手术后症状不能完全缓解患者的辅助治疗，一部分患者在经历手术治疗后，痉挛症状有所减轻但未完全消失，此时药物的应用也常常具有较好疗效。同时需要再次强调的是，药物治疗只能暂时控制患者症状，并不能治愈患者，一旦药物治疗效果不佳或患者无法耐受药物不良反应，需要立即转换思路，寻求其他治疗手段。

第二节　肉毒素注射治疗面肌痉挛

肉毒素局部注射治疗面肌痉挛在中国已有接近 30 年的历史，截至目前，A 型肉毒杆菌毒素（botulinum toxin type A，BTX）在临床上的应用最为广泛。它是一种梭状芽孢杆菌在无氧条件下产生的一种外毒素，由一条肽链构成，在蛋白水解酶的作用下，被裂解成由二硫键连接的两个片段，即重链和轻链。重链的羧基端与胆碱能神经末梢的突触前膜受体结合，而轻链则向细胞内移动，随后作用于局部的神经肌肉接头，通过酶效应抑制运动神经末梢突触前膜乙酰胆碱的量子化释放，减弱肌肉的收缩力，从而达到控制面肌痉挛症状的目的。

肉毒杆菌毒素的注射地点一般选为面肌痉挛侧的颧弓、眼睑、面颊部或者口角。每次注射的总量不超过 500U 被认为是安全的。患者症状一般在注射后的 3 ~ 5 天得到缓解。疗效一般可以维持 1 ~ 6 个月。维持期过后，患者需要再次注射同等甚至更大剂量的肉毒素，才能达到痉挛症状的缓解。尽管目前许多报道指出，长期重复注射仍然有效，但肉毒素治疗面肌痉挛也存在不利的一面：肉毒素通过降低肌肉收缩力，来改善面肌痉挛症状，长此以往，会导致患者面部肌肉无力，即"面瘫"。其次，肉毒素的代谢周期一般是 3 ~ 6 个月，因此患者的症状缓解期也是 3 ~ 6 个月，代谢结束后，患者症状出现，需要再次注射。在此过程中，部分患者体内产生肉毒素抗体，这使得后续的注射疗效减退甚至无效。最后，肉毒素的治疗也存在一些并发症，诸如复视、眼球干涩、眼睑下垂、面瘫等，必须指出的是，这种面瘫是反复多次的注射，毒素在面部累积所致，不易恢复。部分长期注射肉毒素的患者在接受面肌痉挛显微血管减压手术后，痉挛得以治愈，但仍遗留面瘫或者面部变形。

归根结底，肉毒杆菌毒素局部注射治疗面肌痉挛只是一种缓解或减轻患者痉挛症状的手段，并不能治愈疾病。而且在注射过程中，正确的选择部位以及合理的治疗剂量同样重要。

目前肉毒杆菌毒素局部注射治疗面肌痉挛主要应用于下列情况：①疾病的起步阶段或者是痉挛症状相对较轻的患者；②患者对卡马西平、奥卡西平过敏，无法接受药物治疗的患者；③患者不愿手术或者由于身体原因无法接受手术治疗的患者。

第三节　射频治疗面肌痉挛

射频热凝治疗面肌痉挛作为一种近些年来兴起的新方法，在我国部分医疗单位开展。它的原理是利用射频针尖的不同温度变化对面神经干施以创伤，使神经热凝变性，从而损伤甚至离断部分神经纤维，最终达到缓冲中枢传来的神经冲动的目的。因为术中可以控制射频针尖的温度，只使得部分面神经纤维丢失功能，但面神经干的连续性不被破坏，所以可以依据患者面肌痉挛减轻、消失的程度来决定面神经干损伤的多少。当然，在射频时间一定的条件下，针尖的温度越高，对面神经干损毁的程度也就越大，患者痉挛症状的改善也就越好，但随之而来的面瘫，也就越严重，反之亦然。

该治疗一般选取的部位是面神经的茎乳孔区，患者取侧卧位，患侧向下，首先对该区进行层厚 3mm 的 CT 扫描，随后选取最佳的穿刺层面及穿刺路径，紧接着沿着这一路径将穿刺针送至茎乳孔区，先是利用 2Hz 的低频电流（0.1 ~ 0.8mA）测试患者面肌抽动，确认无误后，开始行温度由低到高阶梯升温的标准射频治疗，温度控制在 50 ~ 80℃，时长一般为 30 ~ 60s，在此期间，需要时刻关注患者鼓腮、闭眼情况，一旦患者出现以下症状如，患侧鼓腮稍漏气，闭眼时下睑稍有费力，立即停止手术。

有报道指出，此种方式治疗面肌痉挛的有效率为 80% 左右，但 60% 的患者在治疗后遗留面部无力等症状，这些症状在术后 4 个月时消失。总的来说，射频热凝治疗面肌痉挛成功的关键在于精准的定位以及正确的穿刺角度和路径，其次射频温度及时长的控制也十分重要，温度太低，时间太短，达不到预期的效果；相反，温度太高，时间太长，面神经受损的部分也会越大，这将给患者造成严重的永久性面瘫。

我们认为，射频热凝治疗通过损伤面神经来达到控制患者面肌痉挛发作的目的其实是弊大于利的，它以面神经的永久性损伤为代价，换取痉挛症状的部分减轻是不可取的。一方面，我们知道面肌痉挛的原因绝大部分是由于颅内血管压迫面神经所致，射频疗法有可能使压迫面神经的血管热凝变性，那么势必会引起颅内脑组织的供血不足，或者使脑血管破裂引起脑出血；更甚者，脑干区遭受损伤从而引起更为严重的并发症；另一方面，患者在经过这种治疗后，即便痉挛症状得到改善，还是有不少一部分患者遗留永久性面瘫，得不偿失。最后，这种治疗也会给后续可能的治疗手段，例如面神经显微血管减压带来麻烦，因为面神经显微血管减压可以解决患者面肌痉挛的问题，但对于由射频导致面神经损伤带来的并发症，却也是束手无策。所以，我们主张摒弃这种治疗手段。

第四节　显微血管减压术治疗面肌痉挛

显微血管减压术，即面神经显微血管减压术。早在 1947 年，Campbell 和 Keedy 就提出面肌痉挛的病因是血管压迫，随后在 1967 年 Jannetta 开创了面神经显微血管减压术，到目前为止，该术式已经被国内外神经外科医生接受并广泛应用。数十年的临床实践表明，显微血管减压术治疗面肌痉挛有效率高达 80% ~ 100%，复发率低，并发症较少，在去除病因的同时，很好地消除了患者的痉挛症状，已被列为面肌痉挛的首选治疗。

该术式取患侧对侧卧位，在枕下乙状窦后做一直切口，长 4 ~ 5cm，切开皮肤、皮下及肌肉后暴露颅骨，磨钻磨除部分表面骨质后，咬骨钳咬除剩余骨质，暴露出乙状窦。骨窗大小约 2cm × 1.5cm，随后弧形剪开硬脑膜并翻向乙状窦。在显微镜下，轻拉小脑半球，充分松解桥小脑角区的蛛网膜粘连，在此过程中，缓慢释放脑脊液，即可显露后组颅神经，然后进一步向头端探查，寻找引起患者面肌痉挛的责任血管。

以往责任血管的判断主要依赖于手术医师的经验，但有时面神经附近存在多根血管，或者一根血管与面神经的多处均有接触，这均使得术中判断责任血管及具体的压迫部位变得复杂。我们大量的临床实践已经证实，单纯依赖手术医师的经验很难准确判断出真正的责任血管，因此我们推荐采用术中电生理监测，可以客观准确地解决上述问题，真正实现 MVD 手术的精准化和微创化。手术开始时我们可以记录到面肌痉挛患者的一种异常肌反应（abnormal muscle response，AMR），术中我们依据 AMR 波的消失与否，决定我们手术结束与否。在隔离血管与面神经后，AMR 波存在，则需要我们继续探查其他的责任血管，AMR 波消失，结束手术。值得注意的是，少数患者术中 AMR 波消失，但在缝合硬膜时，波形再次出现，这就需要我们再次对垫片的位置进行调整。另外，对于一根或多根血管压迫面神经多处的情况，我们遵循"全程探查和全程减压"的手术理念，对血管压迫面神经的 I 区至 V 区都进行减压，最大程度地改善患者痉挛症状，降低复发率。我们的另一个经验是术中明胶海绵的应用，在置入涤纶棉之前，首先利用明胶海绵打开责任血管与面神经之间的间隙，可以降低血管及神经损伤的概率，而且也方便我们术中操作，这值得推广。

目前面神经显微血管减压手术在一些较大的中心已经比较成熟，手术死亡率低于 0.2%，一些手术相关的并发症如切口感染、脑脊液漏、听力损伤、面瘫等也比较少见，我们的经验是手术中必须通过充分松解桥小脑区及面神经周围的蛛网膜粘连来获得手术空间，这样可以大大减少对小脑以及颅神经的牵拉，从而降低手术相关并发症。

总之，我们认为显微血管减压术作为一种针对病因的治疗技术，应该是面肌痉挛患者的首选方案。术中神经电生理的应用、明胶海绵的使用以及术中减少甚至避免对神经及小脑的牵拉，都为显微血管减压术的安全有效提供保障。

参考文献

[1] 黄冰，杜鑫丹，黄浩，等 .CT 引导下茎乳孔穿刺射频治疗原发性面肌痉挛的操作技巧与疗效 [J]. 中华疼痛学杂志，2020，16（05）：386–393.

[2] 李世亭 . 微血管减压治疗颅神经综合症的治疗策略 . 中国医师协会神经外科医师分会第六届全国代表大会，2011，中国江苏南京 .

[3] 李世亭 . 颅神经疾病减压手术的传承与创新 [J]. 临床外科杂志，2019，27（10）：835–837.

[4] 李世亭 . 面肌痉挛 MVD 术后无效与复发患者的治疗策略 [Z]. 第十四届中国医师协会神经外科医师年会，2019，中国浙江杭州 .

[5] 李世亭，王旭辉 . 面肌痉挛的诊断与治疗 [J]. 中华神经外科疾病研究杂志，2011，10（06）：481–484.

[6]Li XH，Lin SC，Hu YF，et al.Efficacy of carbamazepine combined with botulinum toxin a in the treatment of blepharospasm and hemifacial spasm[J].Eye Sci，2012，27（4）：178–181.

[7]Bhattacharjee S.Treatment of hemifacial spasm：Botulinum toxin versus microvascular decompression[J].Neurol India，2018，66（4）：1043–1044.

[8]Chaudhry N，Srivastava A，Joshi L.Hemifacial spasm：The

past，present and future[J].J Neurol Sci，2015，356（1-2）：27-31.

[9]Duarte GS，Rodrigues FB，Castelão M，et al.Botulinum toxin type A therapy for hemifacial spasm[J].Cochrane Database Syst Rev，2020，11（11）：Cd004899.

[10]Rosenstengel C，Matthes M，Baldauf J，et al.Hemifacial spasm：conservative and surgical treatment options[J].Dtsch Arztebl Int，2012，109（41）：667-673.

[11]Huang B，Yao M，Chen Q，et al.Awake CT-guided percutaneous stylomastoid foramen puncture and radiofrequency ablation of facial nerve for treatment of hemifacial spasm[J].J Neurosurg，2021：1-7.

[12]Feng BH，Zhong WX，Li ST，et al.Fully endoscopic microvascular decompression of the hemifacial spasm：our experience[J].Acta Neurochir（Wien），2020，162（5）：1081-1087.

[13]Kong CC，Guo ZL，Xu XL，et al.Delayed Facial Palsy After Microvascular Decompression for Hemifacial Spasm[J].World Neurosurg，2020，134：e12-e15.

[14]Miller LE，Miller VM.Safety and effectiveness of microvascular decompression for treatment of hemifacial spasm：a systematic review[J].Br J Neurosurg，2012，26（4）：438-444.

[15]Sharma R，Garg K，Agarwal S，et al.Microvascular decompression for hemifacial spasm：A systematic review of vascular pathology，long term treatment efficacy and safety[J].Neurol India，2017，65（3）：493-505.

[16]Zhao H，Zhang X，Zhang Y，et al.Results of Atypical Hemifacial Spasm with Microvascular Decompression：14 Case Reports and Literature Review[J].World Neurosurg，2017，105：605-611.

[17]Batisti JP，Kleinfelder AD，Galli NB，et al.Treatment of hemifacial spasm with botulinum toxin type a：effective，long lasting and well tolerated[J].Arq Neuropsiquiatr，2017，75（2）：87-91.

[18]Pandey S，Jain S.Clinical features and response to botulinum toxin in primary and secondary hemifacial spasm[J].Neurol India，2018，66（4）：1036-1042.

[19]Xiao L，Pan L，Li B，et al.Botulinum toxin therapy of hemifacial spasm：bilateral injections can reduce facial asymmetry[J].J Neurol，2018，265（9）：2097-2105.

[20]Xiao L，Pan Y，Zhang X，et al.Facial asymmetry in patients with hemifacial spasm before and after botulinum toxin A treatment[J]. Neurol Sci，2016，37（11）：1807-1813.

（蔡小敏　李世亭）

第五章

MVD治疗面肌痉挛围手术期电生理学监测

第一节　AMR的病理生理机制

在正常人群中，刺激面神经的一个分支仅能引起该分支支配的肌肉收缩。这种刺激肌电反应的潜伏期一般为 3 ~ 4ms，而刺激面肌痉挛患者面神经的一个分支时，不仅能引起其本身支配的面肌收缩，在面神经其他分支支配的肌肉上也能记录到一个可重复性的病理性肌电反应，即异常肌反应（AMR），又称侧方扩散电位（LSR）。AMR 是原发性面肌痉挛患者特征性的电生理表现，潜伏期为 10ms 左右 [（10.7 ± 0.87）ms]，术前 AMR 检查可作为面肌痉挛的电生理诊断依据。在 MVD 术中，AMR 消失与否和责任血管是否移除关系密切：将责任血管移位后 AMR 即刻消失，将责任血管重新放回压迫面神经时，AMR 又重新出现。很多研究表明 AMR 波幅消失程度与术后疗效呈正相关，AMR 完全消失的患者术后症状一般也完全缓解。

根据上述现象可以推测，在一定程度上 AMR 与 HFS 的产生机制是一致的，且 AMR 的存在表明面神经的分支之间存在异常交叉联系。传统观点认为责任血管压迫面神经后，长期搏动性的压迫导致面神经局部受压部位发生脱髓鞘改变，刺激逆向传入，通过假突触形成异常肌电反应，或者由于长期的血管冲击引起面神经核团兴奋性增高。但这两种假设都无法解释当责任血管移位后，AMR 即刻消失且症状立即完全缓解的现象。我们认为责任血管是异常电传导通路中不可或缺的一环，真正参与电传导的可能是责任血管表面的交感神经。责任血管表面的交感神经在脱髓鞘的面神经分支纤维间扮演了"桥接"的作用。在临床中，如果用探针直接刺激责任血管表面，能够在面肌上记录到特定的病理性波形（ZLR 波），而刺激其他密切接触的血管表面时则无法记录到。因此，术中 AMR 能够在责任血管移位后即刻消失，并且 MVD 术后患者的症状完全缓解。同时，这也能够很好地解释面肌痉挛患者的症状往往在紧张时加重，在安静状态下症状有所缓解的临床现象。

AMR 的形态根据电极摆放位置的不同可千变万化，不同病例或者同一病例的不同位置记录到的 AMR 都不相同。在 MVD 术中应先测量可记录到 AMR 的最小刺激量，当术中面神经减压 AMR 消失后应逐渐增加刺激量继续获得 AMR，当刺激量增加到最小刺激量的 2 倍以上或达到 100mA 时 AMR 仍然为阴性，可以判定 AMR 消失。但是单一 AMR 监测容易受肌松剂、电极位置、脑脊液流动等多种因素影响，经常出现 AMR 无法诱发、不稳定或减压后始终不消失等情况，临床指导价值有限。

需要特别指出的是手术医师及监测医师都应了解 AMR 的多样性，以便正确应用和充分发挥 AMR 监测的指导作用。AMR 本质上是面神经不同分支纤维间存在的一种异常电生理传导，由于面神经纤维脱髓鞘部位及程度的多样性，结合压迫血管上交感神经分布的多样性，AMR 异常传导既可能发生在相邻的面神经脱髓鞘纤维之间，也可能中间经过了交感神经的桥接，因此面部不同两点间记录到的 AMR 传导路径都不相同，这就是 AMR 多样性的本质与基础（图 3、图 4）。

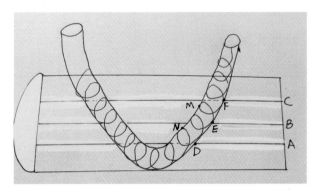

图3　AMR形成示意图

注：A、B、C：面神经纤维。D、E、F：脱髓鞘区域。

M、N：血管壁上交感神经。AMR 的传导路径有三种：①直接传导：ADEB、BEFC、CFEB、BEDA 等；②间接传导：ADNEB、ADNFC、BEMFC、BENFC、CFMEB 等；③混合传导：两者共存。

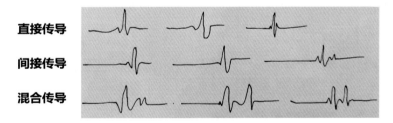

图4　AMR波形的多样性

注：直接传导、间接传导与混合传导显示的 AMR 的波形示意图。

第二节　AMR监测与复合AMR监测

　　传统 AMR 的监测方法为单一刺激和单一记录的模式，如刺激颞支，在口轮匝肌记录；或刺激下颌缘支，在眼轮匝肌记录。由于不同病例的面神经解剖变异或者各操作医生的经验、仪器参数以及电极位置的差异，很容易出现术中无法诱发、术中 AMR 消失但术后面部症状不缓解的问题。文献报道，刺激不同部位和在不同部位记录到的 AMR 阳性率有显著差异。传统监测方法的最大缺点是 AMR 敏感性和稳定性都不高，相反假阴性却很高，降低了 AMR 监测的指导价值。文献报道中术前典型面肌痉挛患者能够记录到典型 AMR 波的比例为 78% ~ 86%，假阴性率为 14% ~ 22%。面肌痉挛患者 MVD 全麻手术中能够记录到典型 AMR 波的比例为 70% ~ 82%，假阴性率为 18% ~ 30%。

　　因此，我们建议通过复合 AMR 监测技术来提高检测的阳性率，即在术前放置两组刺激电极，以及多组记录电极来进行记录。刺激电极分别位于颞支、颧支及下颌缘支分布区域，记录电极包括额肌、眼轮匝肌、口轮匝肌、颏肌等（图 5）。在 MVD 术中需要同时监测所有记录电极的记录结果，任何一个记录到的典型 AMR 都证实 AMR 阳性，在 MVD 手术结束时要求所有 AMR 全部消失。复合 AMR 监测显著提高了 AMR 的灵敏度和稳定性，能够更精准、更客观地反映受血管压迫导致"短路"的各面神经分之纤维的具体情况，指导价值更大。复合 AMR 监测技术真正实现了双向刺激和多点记录的复合式监测模式，显著提升了 AMR 的敏感性，降低了 AMR 的假阴性率，依据新华医院神经外科中心的监测数据，典型面肌痉挛患者 MVD 全麻手术中能够记录到典型 AMR 的比例为 92% ~ 98%，如果结合 ZLR、EMG 监测可以有效指导 MVD 手术。

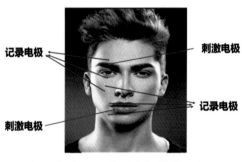

图5　复合AMR监测电极放置示意图

第三节　ZLR的发现与应用价值

在 MVD 术中，常常可以发现将责任血管与其他血管分离时，AMR 可以立刻消失，将责任血管重新放回压迫面神经时，AMR 又会重新出现的现象。然而目前的"中枢"和"周围"两种假说都无法解释这一现象，因为无论是面神经核团兴奋性增高还是面神经 REZ 区神经纤维异常接触都不会在短时间内即刻消失，而应该有缓慢的恢复过程。大量的临床实践都为周围学说提供了证据，而且我们的研究发现压迫血管的作用并不仅仅是单一的机械压迫，血管与面神经之间存在化学及分子生物学上的联系，事实上血管壁上的交感神经参与了异常传导的形成，即所谓的交感神经桥接学说。在交感神经桥接学说的指导下，我们发现刺激责任血管后都可以在患者面部记录到一个特异性的异常波形，即 ZLR 波。ZLR 波的发现为血管壁上的交感神经参与面肌痉挛异常传导提供了直接的证据，也推动了 ZLR 监测在面肌痉挛 MVD 手术中的应用。

ZLR 监测是在术中直接刺激责任血管壁，在面部肌肉记录到的一种特异的病理性传导波形，可以用来判断面神经受到压迫而脱髓鞘的部位（图6、图7）。ZLR 有相对固定的潜伏期（6 ~ 8ms），且仅能在刺激与面神经接触的责任血管壁后才能够在面肌上记录到，因此 ZLR 阳性不仅可以证明受到刺激的血管就是责任血管，而且面神经受到压迫的部位或者说脱髓鞘的区域就是在刺激点的附近 10mm 之内；相反如果 AMR 阴性，只能说明刺激的部位不是真正的压迫位置，但不能证明受到刺激的血管就不是责任血管，因为远离压迫点 10mm 以上的任何部位刺激血管都记录不到 ZLR 波。当多血管压迫或者细小血管压迫时 ZLR 能够辅助判断真正的责任血管，指导手术医生判断和操作。当部分病例术中 AMR 始终不出现、出现后不稳定或者责任血管减压后 AMR 始终存在等情况，ZLR 监测对于判断是否还存在神经压迫有重要价值，在某些情况下 ZLR 可能是唯一有用的术中监测方式。

在复发面肌痉挛的 MVD 手术中，由于局部粘连的形成以及垫棉与颅神经之间的广泛粘连，分离操作以及辨别真正的责任血管都非常困难，手术并发症高发。此时应用 ZLR 监测，可以辅助判断异常传导的区域及压迫血管的位置，使手术操作更加局限、精准和有效，有助于提高手术的有效性和安全性。

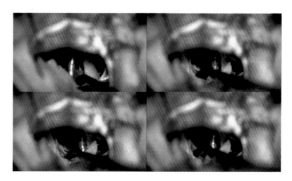

图6　MVD术中用同心圆探针直接刺激与
面神经接触的可疑责任血管，记录ZLR波

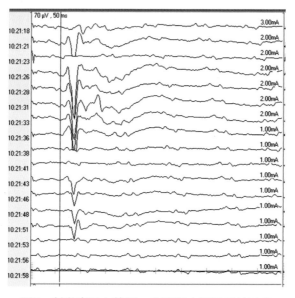

图7　刺激责任血管后，在面肌上记录到的ZLR

第四节　EMG在MVD手术中的应用

Stim-EMG 是一种借助监测面神经潜伏期变化来间接判断面神经受压部位的方式。Stim-EMG 监测时需要在术中分别用探针刺激面神经的 Ⅰ ~ Ⅳ区，观察并记录不同部位刺激下面部肌肉记录到的潜伏期，根据潜伏期是否延长来辅助判断面神经受压迫的部位，作为血管减压或者梳理术的参考（图 8）。面神经从出脑干到进入内听道这段距离非常短，正常情况下用探针直接刺激面神经颅内段的各个点，在面部同一部位记录到潜伏期基本相同。在面肌痉挛的患者中，面神经受责任血管压迫后发生脱髓鞘改变，当探针在受压部位的远端和近端刺激时，会出现潜伏期的显著延长。但如果当面神经的受压点位于Ⅰ区或者Ⅳ区时，无论刺激面神经脑池段的哪个部位，都不会出现局部传导速度减慢。因此在术中需要结合 AMR 及 ZLR 进行综合判断。

Stim-EMG 监测主要在以下情况下应用：①典型面肌痉挛患者 MVD 手术中，经过全程探查和减压操作后 AMR 始终不消失，此时可以应用stim-EMG 监测观察Ⅳ区中存在潜伏期延长的区域，作为面神经梳理术的定位参考；②典型面肌痉挛合并存在口眼联动的患者，MVD 手术中如果经过常规血管的分离移位并植入涤纶棉隔离后，双峰 AMR 波仅部分消失，则说明脱髓鞘的面神经纤维间存在异常传导，此时需要应用 stim-EMG 监测来协助定位面神经脱髓鞘的区域，作为进行面神经梳理术的定位参考；③复发面肌痉挛患者的再次 MVD 手术中，由于手术区域内隔离材料与面听神经及后组颅神经之间的广泛粘连，完全彻底分离往往比较困难，此时应用 stim-EMG 监测可以帮助手术医师大致定位面神经受压迫部位（脱髓鞘的区域），增加手术操作的精准性和针对性，避免不必要的操作和过度操作，也有助于降低手术并发症的风险。

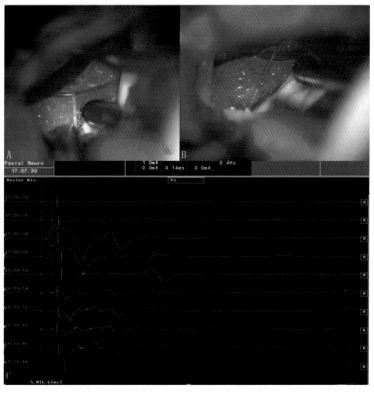

图8　分别刺激面神经受压部位的近端（A）和远端（B），
记录到的EMG潜伏期明显延长（C）

第五节　AMR-ZLR-EMG联合监测技术

AMR-ZLR-EMG 联合监测技术是指在面肌痉挛 MVD 手术中同时应用三种电生理学监测技术，确保责任血管定位准确和减压充分，最大限度提升手术的有效性与安全性。

目前 AMR 是面肌痉挛患者 MVD 术中应用最普遍的监测技术。AMR 阳性往往提示神经受压和异常传导通路的存在，若术中不消失往往提示减压尚不充分。但 AMR 容易受多种因素的影响，如麻醉肌松剂的用量及代谢程度、释放脑脊液、松解蛛网膜等，术中操作也会引起 AMR 一过性的消失。因此 AMR 的暂时消失并不一定提示已经减压充分，很多情况下仍然需要结合 ZLR 及 stim-EMG 来进行综合判断。

ZLR 的特异性比较高，但灵敏度欠佳，只有将探针刺激压迫点附近的责任血管才能够记录到。如果 ZLR 阴性只能说明该部位不是压迫点，且在刺激时必须控制刺激量，若刺激强度过大也会出现假阳性的结果。当出现术中多血管压迫或者复杂血管压迫而无法判定真正的责任血管时，可以通过 ZLR 监测来辨别真正的责任血管。特别是 AMR 出现不稳定或者减压后 AMR 始终存在的情况下，ZLR 对于判断是否还存在神经压迫有重要价值。

Stim-EMG 是通过潜伏期的变化来判断面神经的受压部位。

但当面神经的受压点位于Ⅰ区或者Ⅳ区时不会出现潜伏期变化，在多血管压迫或者复杂血管压迫时也无法判断真正的责任血管，因此在术中需要结合 AMR 及 ZLR 进行综合判断。

多模态的神经电生理联合监测较传统单一的监测方法更有效可靠。当面神经存在多血管压迫、压迫部位特殊或者由于垫片粘连所导致的 AMR 持续不消失等复杂情况时，AMR、ZLR 和 EMG 三种监测技术的联合应用有助于鉴别真正的责任血管、定位压迫部位以及评估减压效果（图9）。

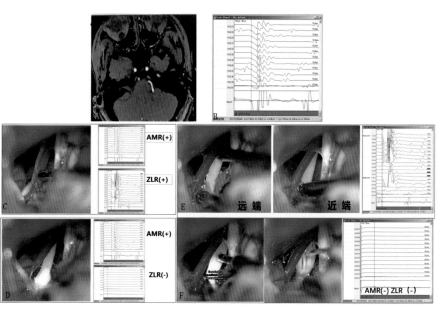

图9　左侧面肌痉挛MVD手术的AMR–ZLR–EMG联合监测

注：A. 术前 MRTA 提示血管压迫典型；B. 术前 AMR 阳性；C. 术中 AMR 及 ZLR 阳性；D. 血管分离移位后 ZLR 变阴性，但 AMR 仍然阳性；E.EMG 监测提示潜伏期延长；F. 面神经Ⅳ区中段梳理后 AMR、ZLR 均变为阴性，结束手术。

第六节　双峰AMR监测

根据交感神经桥接学说及 AMR 的形成机制，AMR 的波形存在多样性，混合传导的 AMR 波形往往包括多种成分，而且受到血管压迫程度及病程的影响，在不同患者以及同一患者的不同部位都可以记录到波形各异的 AMR 波。双峰 AMR 波是一种特殊类型的混合传导的 AMR 波，多见于重度面肌痉挛合并联带运动的患者，其临床症状不仅表现为不自主的眼睑口角抽动，还会出现眼－口或者口－眼的联带运动。这类病例在出现联带运动症状的面肌上可以记录到双峰 AMR：一个早成分和一个晚成分（图10）。早成分的潜伏期为 10ms 左右，即典型的 AMR。晚成分的潜伏期变异较大，一般在 15 ~ 20ms。在这类病例的 MVD 术中，当把责任血管移位使面神经充分减压后，AMR 的早成分通常即刻消失，但晚成分一般不会变化。如果出现这种情况，可以应用 EMG 监测来进一步判断由于脱髓鞘导致联带运动的具体部位，对面神经进行梳理，以确保面部联带运动的完全缓解。

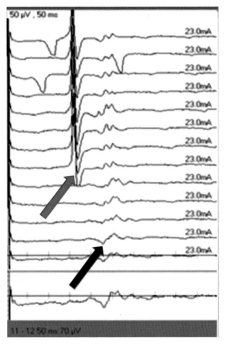

图10　面肌痉挛合并联带运动的患者的MVD术中监测

注：将责任血管移位后，AMR 的早成分即刻完全消失（红色剪头），晚成分仍然存在（黑色箭头）。

第七节　SSEP监测意义

SSEP 通过电刺激外周神经，在皮层或皮层下诱发可用于术中监测的电位变化，确定外周神经和脊神经根结构和功能的完整性。由于体位摆放不当而导致的臂丛神经损伤是 MVD 术后常见的并发症之一。面肌痉挛患者在 MVD 术中通常采用侧卧位，头部向对侧过伸并前屈。为了更好地暴露术区，往往使用肩带将术侧的肩膀和上肢向尾端牵拉，牵拉不当则容易对术侧的肩部产生压迫从而导致臂丛神经损伤。而对侧上肢往往以屈曲状态固定于手术台与头架之间，由于空间相对狭小，若固定不当肘管处的尺神经易受卡压。

MVD 术中上肢 SSEP 监测可以有效保护臂丛神经，减少由于术中体位导致的正中神经和尺神经的损伤。据文献报道，患者偏瘦、糖尿病史、手术时间过长都可能是引起体位相关周围神经损伤的高危因素。

在麻醉后摆放体位之前应先获得可识别的、可重复的基线波形。当摆放体位后再次监测 SSEP 并与基线比较，当出现 SSEP 的皮层电位（即 N20）潜伏期延长＞ 10% 或波幅降低＞ 50% 时，必须高度关注再次复测，确认后立即报警。一般由于体位不当导致的 SSEP 变化通常发生在体位摆放后 15 分钟之内。经报警及时调整体位后，SSEP 则会逐渐恢复至正常范围。

预警并采取干预措施时应综合考虑以下因素：①诱发电位的易变性；②麻醉药的使用；③术前是否存在神经损伤；④诱发电位出现变化的速度；⑤出现变化时所进行的手术操作。

第八节 BAEP监测的指导意义

听力障碍是MVD治疗面肌痉挛术后最常见的并发症之一。BAEP可反映整个听觉传导通路功能，是神经电生理监测中对听力功能比较敏感的指标。BAEP监测已被证明可以在手术过程中保护患者的听神经功能，降低在桥小脑角区手术中听力受损的风险。目前国内外术中BAEP监测常用的报警标注为：V波波幅下降≥50%和（或）潜伏期延长≥10%；V波波幅下降≥50%和（或）潜伏期延长1ms；或V波缺失也是BAEP预测术后听力受损的重要报警标准。也有报道MVD术中Ⅰ波波幅下降、Ⅰ~Ⅲ波峰间期延长也和术后听力下降有关。由于BAEP需标记的参数众多，而术中监测时间通常比较紧迫，诸多数据的测量往往会导致报警延迟，导致术后听力障碍的发生仍然难以避免。另外，某些报警指标又存在特异性差的缺点，反复多次报警则会干扰术者的操作。

近来提出了BAEP的新型预警指标体系：不仅实时监测BAEP的Ⅰ、Ⅲ、V波潜伏期、峰间期、波幅等传统指标，还应当监测并计算每个指标出现显著变化时的速率。出现变化速度越快，该BAEP变化提示患者听力损害的可能性也越大。一旦达到预警标准需在第一时间报警，提高有效报警的灵敏度，反之则建议继续观察。V 波波幅下降速率＝（ V 波显著变化波幅－V 波基线波幅）（ μV ）/ 发生变化的时间（ min ）。当该数值≥ 0.9 时术后出现听力下降可能性极大，≤ 0.3 时通常术后听力正常。 Ⅰ ~ V 波峰间期延长的速率＝（ Ⅰ ~ V 峰间期显著变化－Ⅳ峰间期基线）（ ms ）/ 发生变化的时间（ min ），当该数值≥ 0.09 时术后出现听力下降可能性极大，≤ 0.04 时通常术后听力正常。

参考文献

[1] 中华医学会神经外科学分会功能神经外科学组，中国医师协会神经外科医师分会功能神经外科专家委员会 [J]. 显微血管减压术围手术期电生理评估中国专家共识 . 中华外科杂志，2017，55（10）：725–733.

[2] 上海交通大学颅神经疾病诊治中心 . 面肌痉挛诊疗中国专家共识 [J]. 中国微侵袭神经外科杂志，2014，（11）：528–532.

[3] 应婷婷，袁艳，王旭辉，等 . 联合监测在面神经微血管减压术中的应用 [J]. 中华神经外科疾病研究杂志，2016，15（1）：72–74.

[4]YING TT，LI ST，ZHONG J，et al.The value of abnormal muscle response monitoring during microvascular decompression surgery for hemifacial spasm[J].Int J Surg，2011，9（4）：347–351.

[5]ZHENG X，HONG W，TANG Y，et al.Discovery of a new waveform for intraoperative monitoring of hemifacial spasms[J].Acta Neurochir（Wien），2012，154（5）：799–805.

[6]ZHENG X，HONG W，TANG Y，et al.Sympathetic nerves bridge the cross–transmission in hemifacial spasm[J].Neurosci Lett，2012，517（1）：52–55.

[7]ZHANG X，ZHAO H，YING TT，et al.The Effects of Dual Abnormal Muscle Response Monitoring on Microvascular

Decompression in Patients with Hemifacial Spasm[J].World Neurosurg, 2017, 101: 93-98.

[8]ZHANG X, ZHAO H, TANG YD, et al.The Effects of Combined Intraoperative Monitoring of Abnormal Muscle Response and Z-L Response for Hemifacial Spasm[J].World Neurosurg, 2017, 108: 367-373.

[9]YANG M, ZHENG X, YING T, et al.Combined intraoperative monitoring of abnormal muscle response and Z-L response for hemifacial spasm with tandem compression type[J].Acta Neurochir (Wien) .2014, 156 (6): 1161-1166.

[10]LEE SH, PARK BJ, SHIN HS, et al.Prognostic ability of intraoperative electromyographic monitoring during microvascular decompression for hemifacial spasm to predict lateral spread response outcome[J].J Neurosurg, 2017, 126 (2): 391-396.

[11]SON BC, KO HC, CHOI JG.Intraoperative monitoring of Z-L response (ZLR) and abnormal muscle response (AMR) during microvascular decompression for hemifacial spasm.Interpreting the role of ZLR[J].Acta Neurochir(Wien), 2018, 160 (5): 963-970.

[12]ZHU J, ZHANG X, ZHAO H, et al.Surgical Treatment of Hemifacial Spasm Caused by the Compression of Internal Auditory Canal of Facial Nerve[J].J Craniofac Surg, 2017, 28 (6): e564-e566.

[13]ZHANG X, ZHAO H, ZHU J, et al.Electromyographically Guided Nerve Combing Makes Microvascular Decompression More

Successful in Hemifacial Spasm with Persistent Abnormal Muscle Response[J].World Neurosurg, 2017, 102: 85-90.

[14]YING T, WANG X, SUN H, et al.Clinical Usefulness of Somatosensory Evoked Potentials for Detection of Peripheral Nerve and Brachial Plexus Injury Secondary to Malpositioning in Microvascular Decompression[J].J Clin Neurophysiol, 2015, 32（6）: 512-515.

[15]CHUI J, MURKIN JM, DROSDOWECH D.A Pilot Study of a Novel Automated Somatosensory Evoked Potential（SSEP）Monitoring Device for Detection and Prevention of Intraoperative Peripheral Nerve Injury in Total Shoulder Arthroplasty Surgery[J].J Neurosurg Anesthesiol, 2019, 31（3）: 291-298.

[16]JELLISH WS, SHERAZEE G, PATEL J, et al.Somatosensory evoked potentials help prevent positioning-related brachial plexus injury during skull base surgery[J].Otolaryngol Head Neck Surg, 2013, 149（1）: 168-173.

[17]SILVERSTEIN JW, EP T, CNCT, et al.Contemporaneous Evaluation of Intraoperative Ulnar and Median Nerve Somatosensory Evoked Potentials for Patient Positioning : A Review of Four Cases[J].Neurodiagn J, 2016, 56（2）: 67-82.

[18]YING T, THIRUMALA P, CHANG Y, et al.Emprical factors associated with Brainstem auditory evoked potential monitoring during microvascular decompression for hemifacial spasm and its correlation to hearing loss[J].Acta Neurochir(Wien), 2014, 156(3): 571-575.

[19]PARK SK, JOO BE, LEE S, et al.The critical warning sign of real-time brainstem auditory evoked potentials during microvascular decompression for hemifacial spasm[J].Clin Neurophysiol, 2018, 129 (5): 1097-1102.

[20]THIRUMALA PD, CARNOVALE, LOKE Y, et al.Brainstem Auditory Evoked Potentials' Diagnostic Accuracy for Hearing Loss : Systematic Review and Meta-Analysis[J].J Neurol Surg B Skull Base, 2017, 78 (1): 43-51.

（应婷婷　李世亭）

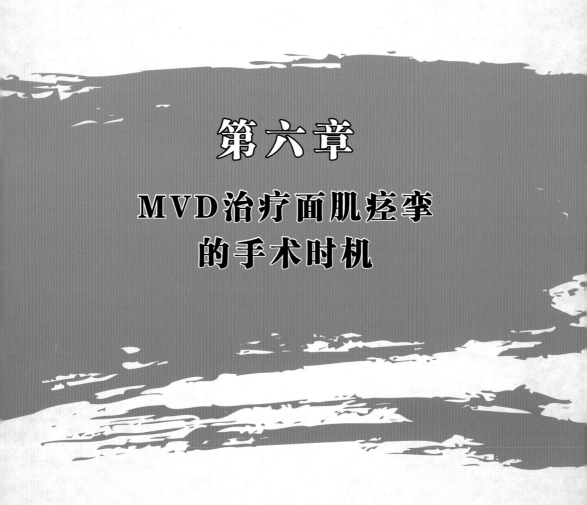

第六章

MVD治疗面肌痉挛
的手术时机

第一节　典型面肌痉挛与非典型面肌痉挛

面肌痉挛是一种常见的颅神经疾病，以同侧第七对颅神经支配的肌肉的抽搐和痉挛为特征。典型的面肌痉挛通常表现为始于眼轮匝肌，并延伸至口轮匝肌、颊肌或颈阔肌的肌肉抽搐。非典型面肌痉挛的症状不同于典型面肌痉挛，该类患者最初多表现为颊肌抽搐，并逐渐向上扩散至面颊和眼轮匝肌。非典型面肌痉挛临床发病率较低，Barker 等人报道 648 例面肌痉挛患者中有8% 表现为非典型面肌痉挛。典型面肌痉挛与非典型面肌痉挛症状不同的原因可能是面神经受压部位不同导致的。这可能是由于面神经尾侧（caudal）的神经束支配着面部肌肉的上部（眼轮匝肌和额肌），而位于面神经头侧（rostral）的肌束支配着面部肌肉的下部（口轮匝肌和颊肌）。因此，面神经尾侧的神经受压通常产生典型的面肌痉挛症状，而面神经头侧的受压常产生非典型的面肌痉挛症状。有文献报道，两例非典型面肌痉挛的血管压迫特征是 AICA 在面神经和听神经之间压迫于面神经的头侧，并且其他的文献报道中也观察到类似的结果。这与新华医院神经外科收治的面肌痉挛患者观察结果一致。因此，针对典型的面肌痉挛患者，非常适合行面神经显微血管减压手术治疗，术中应仔细探查面神经的尾端，观察有无血管压迫。而对于非典型的面肌痉挛患者临床医生应仔细询问病史，认真观察患者症状表现，行面神经显微血管减压术时术中应仔细探查面神经头侧，观察有无血管压迫。

　　无论是典型面肌痉挛还是非典型面肌痉挛，其发生原理相似，一旦疾病确诊，很难有自愈的机会。随着病程的延长，面神经脱髓鞘改变会逐渐加重，导致面神经功能甚至听神经功能减退，因此为了降低颅神经损伤的风险，面肌痉挛一旦诊断都应该尽早手术。

第二节　面肌痉挛与面肌痉挛合并联带运动

　　联带运动是面神经损伤常见的后遗症，其临床表现为面部一个肌群运动引起同侧头颈部远隔的一个或多个肌群非自主收缩。面部肌肉联动多发生于面瘫患者，并发于重度面肌痉挛患者。一项意大利研究对 214 例面肌痉挛患者进行了研究，报告了 43% 的原发性面肌痉挛患者和 58% 的继发性面肌痉挛患者存在面部联带运动。口－眼、眼－口联动为最常见的面部联带运动，其他类型包括眼－鼻、眼－颊、颊－眼、颊－口、颈阔肌联带运动、镫骨肌联带运动等。出现联带运动的机制尚未阐明，目前普遍接受的是两种学说：①神经纤维迷行再生假说。健康状态下，面神经运动神经元与面部肌肉间有严格精确的对应支配关系，当面神经损伤累及神经内膜管时，轴突和神经内膜连续性中断，失去准确的管腔引导作用，再生轴突可能进入其他神经内膜管内，支配错误的靶肌肉，从而形成联带运动产生的物质基础，比如头颅外伤中颅底骨折导致周围性面瘫，治疗后很容易产生联带运动；②脱髓鞘的面神经纤维间形成异常传导。血管长期压迫面神经会导致面神经脱髓鞘改变，相邻的脱髓鞘面神经纤维间会形成异常电生理传导，当运动神经元向外传递信息时，神经冲动会在相邻的神经纤维上同时传递，临床上表现为联带运动。我们在实践中经常看到重度面肌痉挛患者以及病程长达数年的患者都可以表现不同程度的联带运动。

　　基于上述理论，可以发现面肌痉挛合并联带运动是面肌痉挛较为严重的表现，电生理检查中常出现双峰 AMR 波，此类患者接受面神经显微血管减压术，不仅需要将责任血管分离移位并隔离充分，同时还需要在 EMG 定位基础上对面神经梳理，因为复杂的手术过程增加了术后发生面瘫的风险，因此我们主张在出现联带运动之前及早行面神经显微血管减压术。

第三节　面肌痉挛合并面瘫

　　面肌痉挛合并面瘫在临床上并不多见，根据面瘫出现的侧别和时间先后可分为三种类型：①一侧面肌痉挛，对侧出现面瘫；

②同一侧先有面瘫，后出现面肌痉挛；③同一侧先有面肌痉挛，后出现面瘫。三种类型的发生机制与治疗原则各不相同。

对于一侧面肌痉挛，对侧出现面瘫的患者，面肌痉挛与面瘫的发生可能只是巧合，在疾病形成机制上并无直接联系。但是，在决定治疗方案时需要特别注意，因为面肌痉挛 MVD 手术存在术后同侧面瘫甚至听力障碍的可能，而对侧面瘫也存在不能完全恢复甚至出现听力障碍的风险，因此这类患者首选药物治疗，如果要选择手术治疗，既要在术前详细向家属介绍手术风险，同时在手术中要细心操作，确保颅神经功能正常和手术有效。

对于一侧先有面瘫，后出现面肌痉挛的患者，我们常称为面瘫后面肌痉挛，大多数情况是面瘫与面肌痉挛之间并无直接联系，尤其是两者发病间隔数年的患者。但是需要注意的是在选择治疗方案之前，必须查清楚面瘫及面肌痉挛的可能原因，不排除两者有共同的发病原因，比如后颅窝占位性病变或者脑桥内病变，当然大多数情况是面神经炎后面瘫合并血管压迫导致的面肌痉挛。面瘫经过治疗面神经功能虽然可以大部分恢复，但很多患者会残留痉挛性面瘫后遗症，此时电生理检查可以记录到典型的 AMR 波，这就会影响面肌痉挛的电生理诊断和围手术期电生理监测，需要对痉挛性面瘫后遗症对应的 AMR 波与面肌痉挛对应的 AMR 波进行鉴别，同时还需要参考面神经核磁共振检查的结果。如果痉挛性面瘫后遗症与面肌痉挛同时存在，一般建议先治疗痉挛性面瘫后遗症，然后再进行 MVD 手术。

对于同一侧先有面肌痉挛，后出现面瘫的患者，血管压迫导致面肌痉挛的同时，会导致面神经功能的下降或者免疫力下降，同等条件下容易发生同侧的面瘫。首先需要常规治疗面瘫，等待病情稳定后尽早进行 MVD 手术，手术中应仔细操作防止对面神经造成新的损伤。需要指出的是在面瘫急性期，一般不建议安排面肌痉挛的 MVD 手术，因为这样有加重面瘫的风险。

参考文献

[1]BARKER FG 2ND，JANNETTA PJ，BISSONETTE DJ，et al.Microvascular decompression for hemifacial spasm[J].J Neurosurg，1995，82（2）：201–210.

[2]RYU H，YAMAMOTO S，MIYAMOTO T.Atypical hemifacial spasm[J].Acta Neurochir（Wien），1998，140（11）：1173–1176.

[3]LIU M，XIA L，ZHONG J，et al.A comparative study of intraoperative findings and postoperative outcomes between atypical and typical hemifacial spasms[J].Neurosurg Rev，2018，41（2）：593–597.

[4]LIU J，YUAN Y，FANG Y，et al.Microvascular decompression for atypical hemifacial spasm：lessons learned from a retrospective study of 12 cases[J].J Neurosurg，2016，124（2）：397–402.

[5]LEE S，JOO KM，PARK K.Challenging Microvascular Decompression Surgery for Hemifacial Spasm[J].World Neurosurg，2021，151：e94–e99.

[6]COLOSIMO C，BOLOGNA M，LAMBERTI S，et al.A comparative study of primary and secondary hemifacial spasm[J].Arch Neurol，2006，63（3）：441–444.

[7]VALLS-SOL é J.Facial nerve palsy and hemifacial spasm[J].

Handb Clin Neurol, 2013, 115: 367-380.

[8]MøLLER AR, JANNETTA PJ.On the origin of synkinesis in hemifacial spasm : results of intracranial recordings[J].J Neurosurg, 1984, 61（3）: 569-576.

[9]KIM P, FUKUSHIMA T.Observations on synkinesis in patients with hemifacial spasm.Effect of microvascular decompression and etiological considerations[J].J Neurosurg, 1984, 60（4）: 821-827.

[10] 吴明丹，彭怡，唐荣.周围性面瘫恢复后继发面肌痉挛 58 例分析 [J]. 西部医学，2012，24（12）: 2389-2390.

[11]CHAN J, JOLLY K, DARR A, et al.A rare case of unilateral hemifacial spasm and facial palsy associated with an abnormal anatomical variant of the posterior basilar circulation[J].Ann R Coll Surg Engl, 2019, 101（6）: e1-e3.

[12]NA BS, CHO JW, PARK K, et al.Severe Hemifacial Spasm is a Predictor of Severe Indentation and Facial Palsy after Microdecompression Surgery[J].J Clin Neurol, 2018, 14（3）: 303-309.

[13]KIM HR, RHEE DJ, KONG DS, et al.Prognostic factors of hemifacial spasm after microvascular decompression[J].J Korean Neurosurg Soc, 2009, 45（6）: 336-340.

[14]HUA Z, DA TY, HUI WX, et al.Delayed Facial Palsy After Microvascular Decompression for Hemifacial Spasm[J].J Craniofac Surg, 2016, 27（3）: 781-783.

[15]LIU LX, ZHANG CW, REN PW, et al.Prognosis research

of delayed facial palsy after microvascular decompression for hemifacial spasm[J].Acta Neurochir（Wien），2016，158（2）：379-385.

（王好鹏 李世亭）

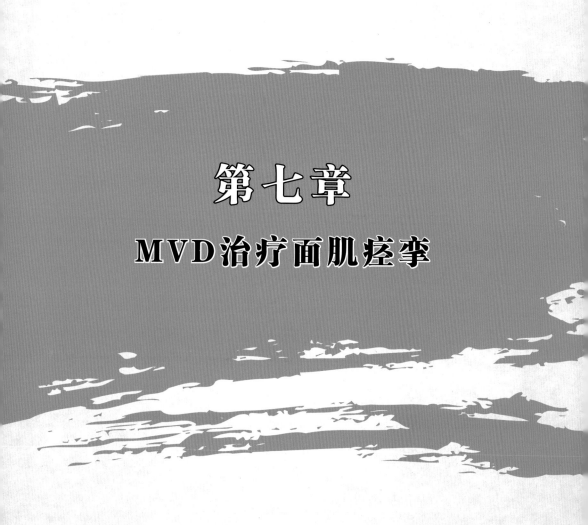

第七章

MVD治疗面肌痉挛

第一节 MVD治疗面肌痉挛原则：
提升患者生活质量

面肌痉挛属于功能性疾病，缓解痉挛是患者治疗的目的。无论采用药物、肉毒素或者 MVD 手术，缓解痉挛是治疗的唯一目的，只不过 MVD 手术是唯一针对病因进行治疗的方法，也是唯一能够治愈疾病的方法，是治疗面肌痉挛的首选。但是，MVD 手术存在发生并发症的风险，在一些复杂病例治疗中，手术并发症还很常见，严重降低了患者对治疗的满意度，影响了术后患者的生活质量。因此，在为面肌痉挛患者施行 MVD 手术过程中，缓解痉挛与防止并发症的发生同等重要，甚至应当将保证患者安全作为首要目标。

原发性面肌痉挛一旦确诊，原则上都可以接受显微血管减压手术。但是，考虑到面肌痉挛的进展速度因人而异，特别是在疾病早期以及症状轻微的患者多数能够借助卡马西平等药物获得症状的有效控制。因此，治疗方案的选择应坚持最佳适应证的原则，原发性面肌痉挛患者接受显微血管减压手术的适应证如下：①症状严重，影响日常生活和工作；②应用药物或者肉毒素治疗，疗效差、无效、药物过敏或者毒副反应；③显微血管减压手术后复发患者；④初次显微血管减压手术后无效患者，术后复测

AMR 波阳性；⑤随访患者若症状无缓解趋势甚至逐渐加重者。

　　显微血管减压治疗面肌痉挛的常见并发症包括颅神经功能障碍、小脑脑干损伤、脑脊液漏等。①颅神经功能障碍：包括面瘫、耳鸣、听力障碍、面部麻木、声音嘶哑、饮水呛咳、复视等。注意以下操作能有效降低颅神经功能障碍的发生：采用小脑绒球下入路，充分解剖颅神经周围蛛网膜，避免术中对颅神经的牵拉；尽量避免电凝烧灼颅神经表面及周围穿支血管；尽量减少对颅神经的直接骚扰刺激以避免滋养血管发生痉挛；常规应用术中神经电生理监测；术后当天即开始应用血管扩张药物、激素和神经营养药物等；②小脑、脑干损伤：理论上显微血管减压手术有 0.1% 的病死率，主要是由于小脑、脑干损伤，包括梗死或者出血，避免小脑损伤的关键在于有效控制颅内压、减少牵拉时间、降低牵拉强度。与麻醉医师密切配合，术前半小时使用甘露醇降低颅内压、术中适量过度通气、控制血压和脑搏动，骨窗尽量靠近乙状窦、避免使用脑压板、逐渐打开小脑脑桥池充分释放脑脊液再探查，尽可能减少对小脑半球的牵拉，尽量避免烧灼小脑、脑干表面的血管。术后通过多导联心电监护仪加强对血压、脉搏、呼吸、血氧饱和度的连续监测，密切观察意识、瞳孔的变化。若术后出现血压骤升、脉搏减慢，清醒后又出现意识障碍、呼吸深慢甚至骤停、氧饱和度下降、瞳孔散大、光反射减弱或者消失，均应考虑小脑或者脑干梗死、肿胀、出血可能，应立即进行头颅 CT 扫描，根据 CT 结果及时实施扩大骨窗枕下减压或者脑室外引流手术；③脑脊液漏：包括鼻漏、耳漏，主要原因在于开颅过程中没有严密封闭开放的乳突气房以及关颅时没有严密缝合硬膜。防止脑脊液漏发生的关键是规范手术操作，包括用骨蜡严密封闭开放的乳突气房、关闭硬膜切口时水密缝合硬脑膜。对于硬脑膜无法严密缝合者，可取自体肌肉、筋膜修补，同时应用生物胶水将人工硬膜与硬脑膜贴敷完全，严格按照肌肉、筋膜、皮下组织、皮肤层次严密缝合切口，不留无效腔。必要时可以对伤口进行加压包扎。

第二节　体位选择与注意事项

枕下乙状窦后入路是显微血管减压治疗面肌痉挛的标准手术入路，而合适的体位摆放是提高手术疗效、减少并发症发生的第一步，也是关键的一步。让患者处于合适的体位，有助于为手术医生提供充分的视野、减少对脑组织的牵拉，进而可以显著减少无效操作、缩短手术时间。

临床上多根据手术医师的习惯选择合适的手术体位，在具体体位摆放过程中需要满足两个基本要求：①方便手术操作需要；②保证手术安全，避免体位相关并发症。

具体操作要点（图 11）：根据术者习惯，通常取侧卧位或者侧俯卧位，头架固定，床头抬高 15°～20°，头前屈至下颏距胸骨柄约 2 横指，用肩带将术侧肩部向尾端牵拉，以维持头颈部过伸位，最终使得乳突根部位于最高点。在没有头架的情况下，可以采用手术对侧肩下垫高、头圈固定头部的办法，同样可以满足手术需要。

在体位摆放过程中需要注意以下几点：

1. 术侧肩部位置摆放，减少对术者手术操作的影响，同时应严格避免过度牵拉导致臂丛神经损伤。

2. 颈部位置摆放，避免下颏内收过度导致的气道不畅。此外，对于存在颈椎椎管狭窄基础的患者，更应注意防止颈髓损伤。

3. 重点关节的保护，整个手术过程中需要注意对肩关节、肘关节、腕关节、膝关节、腰椎关节等的保护，比如肩下垫入软枕，肘关节、腕关节、膝关节等处于功能位并用棉垫或软垫保护。

4. 此外，在整个体位摆放的过程中，以手术医师对主导，同时需要麻醉医师、神经电生理监测医师、护士等整个手术团队的密切配合，加强包括气管插管、无创血压计袖带、静脉留置针、深静脉置管、动脉血压监测导管、神经电生理监测电极、导尿管等的固定、保护，严格避免电极、导管脱落等意外情况的发生。

与体位摆放相关的并发症主要是臂丛神经损伤，术后患者出现上肢麻木、疼痛、无力等症状，严重者会长期存在无法恢复，因此手术体位虽然没有固定要求，但必须满足方便手术操作与避免臂丛神经损伤两个条件（图 11）。需要特别说明的是，应用 SEP 监测能够有效监测患者的上肢功能，是体位摆放安全的重要保证，应广泛推广应用。对于不具备 SEP 监测条件的单位，在

MVD 手术全程中应确保双侧上肢处于功能位，不受压且无过度牵拉，以降低发生臂丛神经损伤的风险。

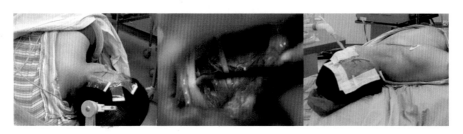

图11　面肌痉挛MVD手术的体位摆放

第三节　头皮切口设计与并发症防止

目前对于显微血管减压治疗面肌痉挛的手术切口并没有统一标准，但是手术切口的选择会直接影响手术区域的暴露、皮肤的美观、切口周围皮肤的感觉以及术后肌肉的萎缩程度。目前国内常用的多为发际内斜切口、耳后横切口、弧形切口或者S形切口，这些切口的设计主要是依据手术医师的个人习惯，以满足手术需要为首要前提。但是临床上这些切口设计带来了一些并发症，包括切口周围区域（包括耳廓）皮肤感觉障碍、麻木甚至感觉丧失、术区肌肉萎缩皮肤内陷、手术切口区瘢痕增生等，这些并发症的发生影响了患者对手术整体满意度的评价。

我们认为，对于手术切口的设计应该满足以下几点要求（图

12）：①满足术中对面神经减压操作的需要；②尽可能减少对神经（耳颞神经、枕小神经、枕大神经、耳大神经）、肌肉（颈部肌群）的损伤；③美观。

基于上述原则，我们推荐发际内斜直切口，切口以乳突根部下方约 1cm 为中心，切口总长 4 ~ 6cm。切口长度以满足手术需要为宜，避免无效延长切口带来的手术瘢痕过大、影响美观。切口暴露过程中应顺着颈部肌肉纤维走行解剖，尽量避免对肌纤维的横断损伤，减少术后肌肉萎缩的发生。对于枕小、耳大神经应尽量保留，减少术后皮肤感觉障碍的出现。

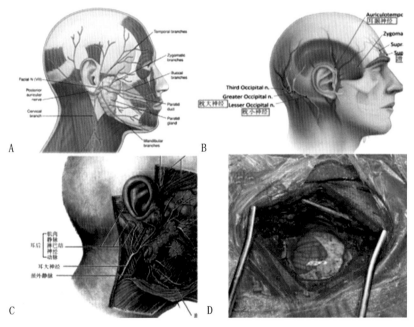

图12 MVD治疗面肌痉挛头皮切口局部解剖

注：A. 耳后面神经耳颞支及肌肉；B. 耳后的枕大神经与枕小神经；C. 耳大神经及其分支；D.MVD 手术切口，保留了枕小神经。

第四节　骨窗形成与并发症防止

　　显微血管减压治疗面肌痉挛手术中，骨窗的形成直接关系到术区的面神经暴露。目前，临床上常用磨钻、咬骨钳等咬除骨质，或者用磨钻、铣刀形成骨瓣这两种方法，最终形成直径约2.5cm的骨窗。这两种开窗方法各有利弊。铣刀开瓣法最大的优点在于形成的骨瓣，在关闭切口时可以回纳，用以消除硬膜外空腔，减少皮下积液的发生。其缺点有以下几点：①铣刀很难直接暴露到乙状窦的边缘，往往还需要咬骨钳咬除周边骨质，复位骨瓣后硬膜外空腔仍然存在；②骨瓣形成过程中容易出现硬膜撕裂，甚至引起静脉窦的破裂出血；③若出现乳突气房开放，冲洗液以及血液很容易流入气房，进而引起患者术后听力障碍。我们推荐应用咬骨钳去除骨质的办法形成骨窗，使用枪状咬骨钳和磨钻逐步小块咬除靠近静脉窦的颅骨，可以显著降低硬膜破裂、静脉窦破裂发生的风险。若出现乙状窦出血可使用骨蜡止血，但要避免大量骨蜡压迫静脉窦导致术后静脉窦闭塞。部分患者乳突气房发达，咬开后应及时用骨蜡严密封堵，严格避免冲洗液以及血液流入气房。术毕可用人工硬膜及钛网修补骨窗。

　　骨窗上缘不需要暴露横窦及乙状窦的转弯处。骨窗应当尽量靠下方，但是骨窗前缘必须到乙状窦后缘。骨窗形成后，硬膜切开的方法有多种，目前临床上常见的方法包括半弧形、三角形、"十"字形、倒"T"字形切开等，但总的原则是硬膜切开应以方便手术以及减少对脑组织的牵拉为标准。我们的经验是应尽可能靠近骨窗下缘切开硬脑膜，将硬脑膜以乙状窦后缘为底边翻开并悬吊，这样不仅能充分暴露面听神经与迷走神经之间的区域，而且可以从尾端向头端依次暴露面神经五区，方便减压操作、减少对颅神经的牵拉，同时在手术结束关闭硬膜时也比较方便，有助于减少脑脊液漏的发生。

第五节　小脑绒球下入路与小脑外侧方入路

显微血管减压术治疗面肌痉挛的手术入路主要有两种：小脑外侧方入路和小脑绒球下入路。

小脑外侧方入路是传统入路，指硬膜切开后，显微镜视角指向面听神经，通过直接将小脑半球向内侧牵拉，显露面听神经，并用弹簧剪刀锐性切开周围蛛网膜，显露面神经及其周围血管，随后进行分离减压。这一手术入路的优点是直接面对面听神经干，手术路径较短，能较早暴露面神经 II ~ V 区及周围血管，尤其是当责任血管位于IV区或V区时，显露血管会更加容易，但是当责任血管位于 II 区，尤其是责任血管位于 I 区时，无论是暴露还是减压操作都十分困难，而且这一手术入路存在以下明显缺点：①术中往往需要过度牵拉小脑半球，而且这种牵拉是在没有充分松解蛛网膜之前，很可能损伤前庭蜗神经、舌咽神经以及迷走神经，还可能导致小脑挫伤，术后出现听力障碍的风险明显增加；②当迷走神经背侧有岩下静脉经过，或者岩静脉系统发达，其属支分布于小脑下半月小叶，或者合并颅压控制不佳、小脑肿胀时，盲目牵拉可能导致静脉性出血甚至岩静脉撕裂；③术野直视面听神经，若是当责任血管位于面听神经腹侧时，完成血管分离、移位和减压都十分困难。因此这一手术入路目前已经很少应用。

目前，我们推荐采用的手术入路是小脑绒球下入路，这一入路的操作要点是：切开硬膜后首先将显微镜视角对准后组颅神经，将小脑向前内侧方牵拉，显露并切开小脑延髓裂下端的蛛网膜，充分、缓慢释放脑脊液，随后完全锐性松解迷走神经、舌咽神经及前庭蜗神经背侧的蛛网膜，确保小脑与颅神经之间完全分离，然后将小脑绒球向内侧牵拉，继续松解蛛网膜至后组颅神经出脑干区的背侧，此时可以充分暴露面神经Ⅰ～Ⅲ区。手术中根据需要切开面听神经周围的蛛网膜，探查和减压Ⅳ区及Ⅴ区的责任血管（图13）。部分患者迷走神经背侧存在岩下静脉经过，不允许轻易电凝和切断此处的岩静脉，建议仔细分离岩静脉周围的蛛网膜直至小脑延髓裂。如果小脑后下动脉或者小脑前下动脉也从后组颅神经背侧经过，建议采取同样的方法予以锐性分离。在部分患者中存在小脑绒球异常增生肥大或者菱唇结构发达，单纯依靠松解蛛网膜很难充分暴露面神经全程。遇到此种情况，不建议强行牵拉小脑绒球或者菱唇结构获得术野的暴露，建议首先切除增生肥大的小脑绒球和菱唇，直至显露到舌咽神经根部，这样就可以在不需要过度牵拉小脑的前提下充分暴露面神经及其周围责任血管、安全实施手术操作。

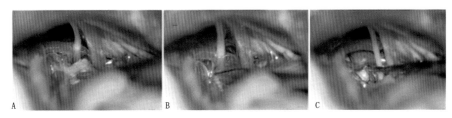

图13　经小脑绒球下入路进行面肌痉挛MVD手术

注：A. 显露小脑绒球；B. 切开小脑绒球前下方的蛛网膜；C. 经小脑绒球下入路显露面神经Ⅰ～Ⅲ区。

第六节　围手术期脑压控制

显微血管减压治疗面肌痉挛需要在全身麻醉状态下进行，保持颅内压的稳定不仅有助于手术的安全，也有助于电生理监测的稳定，这需要手术医师、麻醉医师及电生理监测医师的密切合作。

为了保持颅内压的稳定，手术医师在摆放患者体位时应确保头部静脉回流通畅，控制头前屈和肩部过伸的程度是技术关键。切开蛛网膜之后，缓慢但要充分释放脑脊液是获得充分暴露和稳定颅内压的重要措施。麻醉医师在患者麻醉诱导阶段要控制肌松剂的用量，在手术进程中尽可能不再使用肌松剂，这样非常有利用 AMR 等电生理学监测。事实上，麻醉医师的工作对控制颅内压稳定至关重要，以下四个方面是调节的主要途径：①麻醉诱导完成后，静脉应用 250ml 甘露醇（成年人），若青少年手术可适当减少用量；②控制补液速度，如果循环稳定，尽可能避免大量输液；③适当应用过度通气，保持二氧化碳分压维持在 26 ~ 28mmHg，如果二氧化碳分压超过 30mmHg，颅内压控制就会非常困难，强行分离和勉强手术都会造成对小脑组织的过度压迫及牵拉，容易产生小脑挫伤或皮层下出血，是产生不良手术后果的重要原因；④采取措施控制脑搏动，因为强烈的脑搏动会影响手术医师的镜下操作的稳定性和准确性，尤其是在深部对神经、血管进行分离操作时，脑脊液如潮水上涨般的搏动以及所造成的光线折射的变化，都会干扰手术医师的操作。脑搏动来源于心脏的搏动和脑脊液的传导，因此除了释放脑脊液外，还需要控制患者的心率和血压，避免心动过速和心脏每搏输出量过大。有经验的麻醉医师可适当使用 β 受体阻滞剂，以方便手术操作。通常可以静脉注射艾斯洛尔 20 ~ 40mg，应用时须严密监测患者心率和血压的变化，必要时可重复使用。

手术全程中主刀医师应密切关注颅内压的变化，根据患者术前影像学的检查结果可初步判断后颅窝蛛网膜下隙的宽窄、有无后颅窝畸形、双侧椎动脉的走行以及面神经受压迫的程度，大体判断 MVD 手术的难易程度。手术进程中如果发现小脑肿胀、颅内压偏高，在缓慢释放脑脊液之后也不见好转，或者发现后颅窝压力不断升高，同时释放脑脊液逐渐困难，主刀医师应联合麻醉医师查明原因，要重点排除小脑皮层下血肿或者幕上远隔部位出血形成血肿，对于小脑皮层存在挫伤灶的患者更应重点探查，避免漏诊、误诊导致不良手术结果。对于高龄患者的 MVD 手术，由于脑组织的萎缩，后颅窝蛛网膜下隙相对宽敞，MVD 手术操作应相对容易，如果术中出现小脑肿胀及后颅窝高压，则更应该提高警惕，做到早检查、早诊断和早处理。对于存在后颅窝狭小或者青少年患者，后颅窝 MVD 手术本身就比较困难，应避免过度牵拉小脑导致皮层下出血。因此，手术医师与麻醉医师的密切合作可以让颅内压维持稳定，同样当病情发生变化时，双方的密切关注能够及时诊断，有助于手术的安全和顺利进行。

第七节　无牵拉手术技术

颅神经功能障碍是显微血管减压手术治疗面肌痉挛最为常见的并发症，具体症状包括面瘫、耳鸣、听力障碍，少数患者可能出现面部麻木、声音嘶哑、饮水呛咳、复视等。根据症状发生时间的不同，可以将颅神经功能障碍分为急性和迟发性两种，手术后 3 天之内出现的称为急性颅神经功能障碍，手术后 3 天至 1 个月出现的则为迟发性颅神经功能障碍。

我们认为，除了避免电凝烧灼颅神经表面及周围穿支血管外，尽量避免牵拉颅神经，是有效降低颅神经功能障碍发生的关键。所谓无牵拉手术是指在整个 MVD 手术全程中尽可能不牵拉所有的颅神经，为了做到这一点，充分切开小脑与颅神经之间的蛛网膜是技术关键。就面肌痉挛 MVD 手术来讲，采用小脑绒球下入路，坚持从尾端向头端分离的原则，就能实现面听神经的无牵拉手术，也能最大限度保护面听神经，降低面听神经损伤和发生功能障碍的风险。

具体操作要点是：①切开硬膜后，首先将显微镜视角对准后组颅神经，显露小脑延髓裂下端的蛛网膜并锐性切开，缓慢、充分释放脑脊液；②随后，待颅压下降后，将小脑向前内侧方轻轻牵拉，锐性松解迷走神经、舌咽神经周围的蛛网膜，直至完全暴露小脑绒球及后组颅神经根部。部分患者迷走神经背侧存在岩下静脉经过，应保留岩下静脉，建议仔细分离岩下静脉周围的蛛网膜直至小脑延髓裂。如果小脑后下动脉或者小脑前下动脉从后组颅神经背侧经过，建议采取同样的方法予以锐性分离；③最后，从尾端向头端方向，锐性松解前庭蜗神经、面神经周围蛛网膜，进行减压操作。

通过充分切开颅神经周围蛛网膜，不仅减少了术中对颅神经的直接牵拉刺激，还可以有效避免神经表面滋养血管痉挛的发生，减少术后发生颅神经功能障碍的风险。需要特别指出的是，如果采用小脑外侧方入路来进行面肌痉挛的 MVD 手术，手术开始阶段就需要依靠向内侧牵拉小脑来获得暴露，此时由于小脑与面听神经之间的蛛网膜尚没有切开，牵拉小脑等同于直接牵拉面听神经，显著增加了面听神经损伤的风险。大量的临床实践已经报道了这一手术入路的不足，目前学术界已经广泛主张应用小脑绒球下入路来代替小脑外侧方入路。但是，遗憾的是时至今日仍然有很多中心在应用小脑外侧方入路，甚至个别中心在 MVD 手术中还应用固定牵开器来牵拉小脑。我们上万例的手术实践已经充分证明，依靠正确的手术入路，缓慢充分释放脑脊液，充分切开小脑与颅神经之间的蛛网膜就完全能够充分暴露面神经的 I ~ V 区，在确保颅神经无牵拉的前提下完成 MVD 手术操作，获得满意的手术效果。

第八节　五区探查与REZ区理论

显微血管减压手术治疗面肌痉挛成功的关键在于识别出所有对面神经产生压迫的责任血管，并进行充分的减压，因此需要熟悉常见的责任血管与分布特点。

随着术中神经电生理监测技术的普及和应用，特别是 AMR、ZLR 以及 stim-EMG 等联合电生理监测技术的出现和应用，我们对责任血管的认识也越来越深入和全面。我们在临床实践中发现，引起面肌痉挛发病的责任血管可以是粗大的椎动脉，也可以是细小的血管如穿动脉；可以是常见的动脉，如小脑前下动脉或小脑后下动脉，也可以是静脉，或者是动脉与静脉的混合压迫。事实上，多血管多部位压迫的现象在临床非常多见。常见的责任血管有小脑前下动脉、小脑后下动脉、椎动脉、基底动脉、穿动脉、静脉等。文献报道，超过 50% 的患者存在双侧椎动脉向患侧偏移的现象。此外，责任血管压迫面神经的部位在不同患者中变异很大，文献报道责任血管压迫面神经的部位可以是从桥延沟到内耳门的面神经干全程，也就是说理论上面神经干任何一处受压都可能导致面肌痉挛的发生。因此，当前显微血管减压手术治疗面肌痉挛的原则是需要将所有与面神经干接触的血管进行分离与减压。

为了更好地指导临床手术，避免术中责任血管的遗漏，我们将行经后颅窝的面神经分为 Ⅰ ~ Ⅴ 区，Ⅰ 区是指面神经桥延沟段，也是传统所指的面神经 REZ 区；Ⅱ 区是指面神经脑桥表面段；Ⅲ 区是指面神经离开脑桥表面后进入 CPA 池的一段，此区是面神经五区中最短的一段；Ⅳ 区是指面神经脑池段，从 Ⅲ 区向外直至内耳门，该区是面神经五区中最长的一段；Ⅴ 区是面神经穿过内耳门进入内耳道段，该区在常规 MVD 手术中很难直视看到（图 14）。根据文献报道，面神经五区中责任血管的分布比例约为 Ⅰ 区 15%，Ⅱ 区 36%，Ⅲ 区 37%，Ⅳ 区 11%，Ⅴ 区 1%，这与我们临床所见相似。

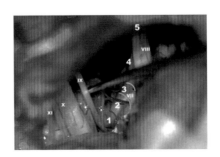

图14　面神经五区分布

注：1：Ⅰ区；2：Ⅱ区；3：Ⅲ区；4：Ⅳ区；5：Ⅴ区。

　　因此，采用显微血管减压手术治疗面肌痉挛，术前必须对面神经 MRTA 进行仔细研读，初步判断责任血管的类型和压迫位置，术中必须对面神经五区进行全程探查，发现所有可能与面神经存在解剖接触的血管，并实施移位和妥善固定。同时，术中必须依靠 AMR、ZLR 以及 stim-EMG 等联合电生理监测技术，这些客观的监测手段有助于责任血管的认定，最终目的是确保现有的责任血管和未来可能成为病因的血管都能够得到妥善的处理。

　　传统的 REZ 区是指面神经穿出脑干的局部很短的一段，我们称之为Ⅰ区，同样经典的 REZ 减压理论认为血管压迫面神经导致面肌痉挛的部位主要在桥延沟及附近区域，因此面神经 MVD 手术也应当在上述区域寻找责任血管并进行减压。大量的文献报道及我们的实践都已经充分证实 REZ 区的确是责任血管分布的主要区域，但并非全部责任血管都分布在 REZ 区，事实上面神经的任何一处受到血管压迫都可能导致面肌痉挛的发生。同样，REZ 减压理论已经发生了根本性变革，全程探查全程减压原则已经成为当前面肌痉挛 MVD 手术的不二原则，在此原则指导下的 MVD 手术已经使面肌痉挛的治愈率接近 100%。

第九节　减压材料选择与应用

因为血管压迫是导致面肌痉挛发病的主要原因，血管与面神经之间存在解剖接触是发生面肌痉挛的必要条件，因此显微血管减压手术的核心任务就是将责任血管从面神经上分离、移位并妥善固定，避免血管复位导致手术无效或者病情复发。根据责任血管的粗细、弹性、迂曲长度的不同可以选择不同的减压方法。

目前临床常见的减压方法主要有三种，即隔离、悬吊和生物胶黏附。其中隔离这一方法应用的最为普遍，其操作主要是将责任血管与面神经分离后在两者之间垫入适量的隔离材料，以确保血管不再接触面神经。该方法的优点在于手术操作相对简单、手术疗效确切，而且适用于绝大多数患者，因此该方法成为了目前国际上应用最多的减压方法。

隔离材料的选择包括材料的种类与物理性状。目前临床上应用的隔离材料主要有两种，即特氟龙（Teflon）及涤纶。两种材料都具有很好的惰性及生物相容性，都已经在临床上证明了其安全性及有效性。但是两者之间也具有不同的特点，特氟龙丝质地偏硬、不够柔软、不易塑形且容易对面神经造成压迫；相反涤纶丝质地偏软、容易塑形、不易对面神经造成压迫，因此目前我们主张应用涤纶代替特氟龙。

隔离材料的物理性状也会影响 MVD 的手术效果，文献报道中展示的隔离材料的物理性状包括片状、球形、纺锤形、棉絮状等，目前我们推荐应用棉絮状的涤纶棉作为 MVD 的主要隔离材料。其优点在于：①该材质有着一定的蓬松度，具备较好的吸水性，可以有效地减少手术操作过程中隔离材料对于面神经的挫伤；②棉絮状涤纶棉易于修剪、塑形，可以根据不同责任血管管径的粗细选择不同大小、形状的垫棉；③棉絮状涤纶棉易于固定，不会因为脑脊液的流动造成垫棉失位，引起手术失败或者疾病复发；④对于复发患者的再次 MVD 手术，涤纶棉容易从面神经上进行分离，降低了手术并发症的风险。

隔离材料的应用原则，遵循不用、少用和防粘连处理的原则。在 MVD 手术中首选不用隔离材料，比如将责任血管分离移位后采用悬吊或者生物胶黏合的技术，将血管固定在远离面神经的部位，这样不仅避免了隔离材料对面神经的损伤，也避免了因隔离材料与面神经粘连而导致疾病复发的风险（图 15）。对于必须使用隔离材料的患者，主张选择合适大小的涤纶棉将责任血管隔离，避免大量置入隔离材料导致颅神经损伤、压迫以及疾病复发的错误方式。另外，无论选择什么类型的隔离材料，都要尽可能避免隔离材料与颅神经的直接接触，我们推荐首先在面神经与压迫血管之间置入足量的明胶海绵，然后在明胶海绵与压迫血管之间置入合适大小的隔离材料，这样可以明显降低手术过程中隔离材料对颅神经的损伤，也能降低因隔离材料与颅神经粘连导致面肌痉挛复发的风险。

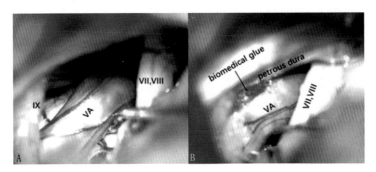

图15　左侧面肌痉挛的MVD手术，生物胶粘合法

注：A. 椎动脉压迫面神经；B. 用生物胶将椎动脉黏附于后颅窝侧壁。

第十节　防粘连技术应用

面肌痉挛经显微血管减压术后常常可以获得满意的效果，但是随着随访时间的延长，面肌痉挛仍然有一定的复发概率，其中术后10年的复发概率在5% ~ 20%。目前学术界认为术后复发可因垫片移位、垫片粘连、新压迫形成等多种原因导致，而垫片与面神经之间的粘连可能是最主要的复发原因。因此，在MVD手术中如何避免术后粘连的发生就显得格外重要。

目前临床上显微血管减压术治疗面肌痉挛常用的减压方法是通过将责任血管与面神经分离后，在两者之间置入涤纶棉进行减压。该方法将压迫血管从面神经上分离较为容易，疗效也确切，但是如果简单地将涤纶棉放置在面神经与责任血管之间，术后往往会导致责任血管、涤纶棉与面神经之间的严重粘连，不仅影响面神经的功能修复，也是症状复发的常见原因。

　　为了克服这一缺点，临床上有医生建议应用悬吊法或者生物胶水粘连法，通过将血管固定在后颅窝侧壁或者小脑幕上完成对面神经的减压，此类方法最大的好处在于可以不用置入隔离材料，理论上不会发生面神经周围的粘连，如果再次手术也会相对比较容易。但是此类方法本身的操作就非常困难，操作本身风险性也较大，特别是悬吊法，因此目前临床上医生应用的并不多。

　　我们推荐在涤纶棉与面神经之间置入一定数量的湿润的明胶海绵，就可以显著减少术区粘连的发生。具体操作顺序：充分松解面神经及其周围神经、血管周围的蛛网膜后，首先在面神经与责任血管之间垫入一定数量的湿润明胶海绵，利用明胶海绵的膨胀效应，将血管与神经分离、隔开。随后在明胶海绵与血管之间置入适量的涤纶棉（图 16）。该方法的主要优点在于：①涤纶棉不与面神经直接接触，减少了垫棉置入过程中面神经表面挫伤的发生，有利于降低术后粘连的发生，同时也利于减少术后面瘫的发生；②充分利用了明胶海绵的膨胀性，可以有效保护神经表面的微小穿动脉，避免垫棉直接置入可能导致的穿动脉出血；③利用了明胶海绵的可吸收性，通过明胶海绵将垫棉与面神经隔开，利用明胶海绵的吸收期覆盖整个粘连形成的高发期。

　　需要补充说明的是采用上述方法后，术后垫棉与面神经之间的粘连仍然不能被完全杜绝，究其原因并不清楚。我们在临床实践中发现手术时间短、硬膜下颅内操作时间短、血管压迫单一以及蛛网膜下隙无出血都有利于降低术后粘连发生的风险，尤其是整个 MVD 手术过程中，确保没有血管出血，始终保持手术区域的干净与蛛网膜下隙无血液污染都预示着长期的良好预后。另外，隔离材料植入的数量以及摆放的位置也会影响术后粘连发生，我们建议尽可能将隔离材料不要放置在压迫的部位，同时尽可能减少隔离材料植入的总量。术后短期内应用糖皮质激素促进神经水肿的恢复，不仅有助于促进神经功能的快速修复，也有利于降低粘连的发生风险。总之，术后隔离材料与面神经之间的粘连受到多种因素的影响，手术医生应该采取综合性措施来进行预防。

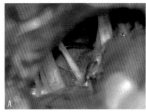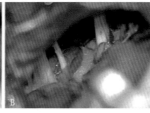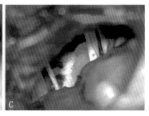

图16 左侧面肌痉挛的MVD手术

注：A. 显露面神经及责任血管；B. 将明胶海绵置入责任血管与面神经之间；C. 在明胶海绵与血管之间置入涤纶棉。

第十一节 MVD治疗面肌痉挛结束手术的条件

显微血管减压治疗面肌痉挛手术进程的准确判断是确保血管减压充分、术后症状完全缓解，同时也是减少不必要操作、降低手术并发症发生的关键。

目前，我们认为判断 MVD 进程的主要证据有三种：区域证据、血管证据、神经电生理学证据。①区域证据：是指术中需要对面神经全程进行暴露和全面探查，对面神经 I ~ V 区全面探查是显微血管减压术的基本要求，必要时需要结合术中神经电生理监测结果和术前磁共振影像表现。全程减压是指需要对所有与面神经存在解剖接触的血管进行分离、移位或隔离；②血管证据：是指术中需要对所有与面神经神经根存在解剖接触的血管进行分离和减压操作。显微血管减压术的要求是对所有与面神经存在解剖接触的血管进行分离和减压操作，包括当前的责任血管和将来可能成为责任血管的所有血管，确保不会因为血管对面神经的再次压迫导致疾病的复发。这里需要强调的是动脉及静脉都可能是责任血管，粗大血管、细小血管甚至穿动脉也都可能是责任血管，MVD 手术中需要对所有与面神经存在解剖接触的血管进行隔离，确保血管没有遗漏；③神经电生理学证据，面肌痉挛的 MVD 手术要求当所有异常电生理传导波形完全消失后才能结束手术，包括 AMR 波和 ZLR 波。需要强调的是目前在如何判断 AMR 属于完全消失的标准上存在争议，因为 MVD 手术中 AMR 的变化有多种可能：硬脑膜切开释放部分脑脊液后 AMR 就消失；术中见多根血管压迫面神经，但分离某一支血管后 AMR 就消失；常规刺激模式下 AMR 消失，但增大刺激参数后 AMR 又出现；AMR 已经消失，可是当关闭硬脑膜后 AMR 再次出现；复合 AMR 监测均为阳性，分离血管后一个 AMR 消失，但另一个 AMR 无变化；术中记录到的 AMR 波为双峰波形，血管减压后一个波峰消失，另一个波峰依然存在等。上述这些 AMR 的不同变化在临床上经常出现，那么究竟该如何决定 MVD 的手术进程？我们的观点是面肌痉挛的 MVD 手术，必须保证 AMR 的完全消失，当常规监测提示 AMR 消失后，建议增大一倍甚至两倍刺激参数。如果 AMR 仍然消失，则判断为 AMR 完全消失。当缝合硬膜后，典型 AMR 再次出现，应当再次切开硬膜重新探查，直至 AMR 完全消失。

对所有面肌痉挛患者的显微血管减压手术都应该坚持上述原则。如果区域证据、血管证据、神经电生理学证据都提示面神经已经减压充分，往往提示术后临床效果满意。往往在术中经常遇到的情况是区域证据和血管证据都已经提示充分减压，但是神经电生理学证据提示面神经减压不充分，表现为 AMR 波形的持续存在，遇到这种情况时，不要怀疑 AMR 监测这一客观证据的可靠性，而应该重新检查血管证据和区域证据的可靠性，AMR 波形假阳性的概率非常低。

对于 MVD 术中 AMR 持续不消失的患者，首先应当做到全程探查和全程减压，在此基础上可以用两种方法进行处理：①应用 EMG 探查面神经不同部位的潜伏期，对于存在潜伏期延迟的区域进行面神经梳理，此时 AMR 消失则可以结束手术；②在连续监测 AMR 的状态下，让助手观察患者的眼轮匝肌是否有抽动，如果眼轮匝肌没有抽动，则可以结束手术。

第十二节　复发面肌痉挛的MVD手术

与三叉神经痛相比，面肌痉挛 MVD 术后复发的概率相对较低，术后 3 年平均复发率约为 7%。目前一般认为，显微血管减压术后面肌痉挛症状完全缓解，但经过 1 个月以上的时间后，症状再次出现则定义为复发。复发的患者大多发生在术后 24 个月以内，只有约不到 1% 的复发病例发生在 24 个月以后，因此，对于随访 24 个月未见复发的病例，可以认定为完全治愈。与延迟缓解尚存在争议不同，人们广泛认同复发意味着手术失败或者新的血管压迫出现，因此一旦出现复发应考虑尽早再次手术。

再次手术仍应坚持从尾端到头端、锐性解剖松解蛛网膜及其粘连、全程探查、充分减压等基本原则，同时还需注意以下几点：①无论是因为前次术后骨窗逐渐生长导致骨窗变小，还是因为前次骨窗暴露不充分，均应适当扩大骨窗，充分暴露乙状窦后缘；②锐性解剖小脑与硬脑膜之间的粘连；③充分锐性松解颅神经与小脑、脑干之间的粘连，避免对颅神经的牵拉；④对于首次手术置入的隔离材料，通常来说材料与神经、血管之间存在严重粘连，将材料完全取出往往是不可能且非常危险的，因此应在相对远离神经的位置对垫片进行锐性松解，形成一定的空间以便置入新的垫片，当然这样的操作也有一定的风险，解剖过程中要注意对血管、神经的保护；⑤通常来说，再次手术病例存在术区严重粘连，全程探查常常比较困难，很多时候难以实现，但手术时仍应努力实现全程探查。如果在首次手术中选择合适的减压材料、应用明胶海绵等防粘连技术可以明显降低再次手术的难度，此外再次手术时更应注意预防术区粘连的发生。

复发面肌痉挛的 MVD 手术同样可以获得满意的手术效果，但是 MVD 手术的难度相比首次手术要难很多，这主要是因为第一次手术导致了蛛网膜下隙的广泛粘连，隔离材料的选择不当、放置隔离材料的部位不当、放置方式不当以及术后发生的隔离材料与面神经、前庭神经甚至后组颅神经之间的广泛粘连，都会显著增加手术的难度。因此，手术并发症的风险也会大大增加，为了确保手术有效和颅神经功能正常，第二次 MVD 手术应坚持下列原则：①手术时机。面肌痉挛一旦复发，就应尽早再次手术，因为自我缓解的概率几乎为零；②电生理学监测。切开硬膜前必须记录到典型的 AMR 波，当 AMR 完全消失后应当立即停止手术，避免过度操作增加并发症风险；③探查区域。仍然采用小脑绒球下入路，首先显露面神经的 I 区及 II 区，并坚持从尾端向头端逐渐分离的原则，一旦 AMR 完全消失，就停止手术；④隔离材料的处理。对于第一次手术置入的隔离材料最好完全去除，但是如果材料与面神经粘连紧密，分离时出现 BAEP 的波幅下降或者潜伏期延长，不建议强行分离和过度操作；⑤ ZLR 技术的应用。对于粘连严重而且隔离材料置入较多的患者，在 MVD 开始前建议应用 ZLR 监测探查导致疾病复发的关键部位，并对 ZLR

阳性的区域及血管重点分离，其他区域不建议常规探查；⑥明胶海绵。第二次 MVD 手术中，尽可能不再重新置入隔离材料，主要操作是分离垫棉与面神经之间的粘连，建议在分离后的间隙中尽可能多的置入明胶海绵，防止再次粘连的发生。

第十三节　MVD手术中胶水的应用

生物胶水的应用在显微血管减压手术治疗面肌痉挛中非常常见，其应用主要有两点：①用于血管减压完成后硬膜的修补，用生物胶水将人工硬膜与硬脑膜粘连，防止术后脑脊液漏，这也是生物胶水应用的主要方面；②将血管用生物胶水黏附完成减压，该方法在临床上应用较少。具体操作是将分离后的血管通过生物胶水黏附在后颅窝侧壁或者小脑幕上，黏附前通常需要在血管与后颅窝侧壁之间垫入干的明胶海绵或者电凝烧灼小脑幕，以增加胶水的黏附度。这样操作的好处在于：①可以将血管，特别是粗大椎动脉黏附于后颅窝侧壁，方便暴露血管腹侧与脑干之间的间隙，为进一步全程探查和减压创造操作空间；②将责任血管直接用生物胶水黏附，不需要在面神经与血管之间置入垫片。因此，生物胶水黏附的方法主要是应用于迂曲变长的血管的减压或者是作为粗大椎基底动脉减压的辅助措施。这种方法的缺点在于因为胶水的粘连，会极大增加再次手术的难度，此外生物胶水引起的粘连也会成为部分患者疾病复发的原因。在胶水的应用过程中应注意保护颅神经，避免胶水的弥散、接触导致颅神经的损伤。此外，特别需要强调的是严禁在颅内应用化学胶，因为该胶水会对神经产生不可逆的化学腐蚀和热灼伤。

参考文献

[1]ZHONG J，ZHU J，LI ST，et al.An analysis of failed microvascular decompression in patients with hemifacial spasm：focused on the early reoperative findings[J].Acta Neurochir（Wien），2010，152（12）：2119-2123.

[2]ZHONG J，ZHU J，LI ST，et al. Microvascular decompressions in patients with coexistent hemifacial spasm and trigeminal neuralgia[J].Neurosurgery，2011，68（4）：916-920. discussion 920.

[3]ZHONG J，LI ST，ZHU J，et al.Is entire nerve root decompression necessary for hemifacial spasm[J]？ Int J Surg，2011，9（3）：254-257.

[4]ZHONG J，LI ST，ZHU J，et al.A clinical analysis on microvascular decompression surgery in a series of 3000 cases[J].Clin Neurol Neurosurg，2012，114（7）：846-851.

[5]ZHU J，LI ST，ZHONG J，et al.Role of arterioles in management of microvascular decompression in patients with hemifacial spasm[J].J Clin Neurosci，2012，19（3）：375-379.

[6]ZHU J，LI ST，ZHONG J，et al.Microvascular decompression for hemifacial spasm[J].J Craniofac Surg，2012，23（5）：1385-1387.

[7]SEKULA RF JR，FREDERICKSON AM，ARNONE GD，et

al.Microvascular decompression for hemifacial spasm in patients ＞ 65 years of age：an analysis of outcomes and complications[J].Muscle Nerve，2013，48（5）：770–776.

[8]ZHONG J，ZHU J，SUN H，et al.Microvascular decompression surgery：surgical principles and technical nuances based on 4000 cases[J].Neurol Res，2014，36（10）：882–893.

[9]SUN H，LI ST，ZHONG J，et al.The strategy of microvascular decompression for hemifacial spasm：how to decide the endpoint of an MVD surgery[J].Acta Neurochir（Wien），2014，156（6）：1155– 1159.

[10]WANG YN，ZHONG J，ZHU J，et al.Microvascular decompression in patients with coexistent trigeminal neuralgia，hemifacial spasm and glossopharyngeal neuralgia[J].Acta Neurochir （Wien），2014，156（6）：1167–1171.

[11]ZHONG J，XIA L，DOU NN，et al.Delayed relief of hemifacial spasm after microvascular decompression：can it be avoided[J] ？ Acta Neurochir（Wien），2015，157（1）：93–98. discussion 98–99.

[12]FENG BH，ZHENG XS，WANG XH，et al.Management of vessels passing through the facial nerve in the treatment of hemifacial spasm[J].Acta Neurochir（Wien），2015，157（11）：1935–1940. discussion 1940.

[13]XIA L，ZHONG J，ZHU J，et al.Delayed relief of hemifacial spasm after microvascular decompression[J].J Craniofac Surg，2015，

26（2）: 408–410.

[14]DOU NN, ZHONG J, LIU MX, et al.Management of bilateral hemifacial spasm with microvascular decompression[J].World Neurosurg, 2016, 87: 640–645.

[15]LIU MX, ZHONG J, DOU NN, et al.Management of symptomatic hemifacial spasm or trigeminal neuralgia[J].Neurosurg Rev, 2016, 39（3）: 411–418.

[16]DOU NN, ZHONG J, LIU MX, et al.Teflon Might Be a Factor Accounting for a Failed Microvascular Decompression in Hemifacial Spasm : A Technical Note[J].Stereotact Funct Neurosurg, 2016, 94（3）: 154–158.

[17]ZHANG X, ZHAO H, ZHU J, et al.Electromyographically guided nerve combing makes microvascular decompression more successful in hemifacial spasm with persistent abnormal muscle response[J].World Neurosurg, 2017, 102: 85–90.

[18]ZHAO H, ZHANG X, ZHANG Y, et al.Results of atypical hemifacial spasm with microvascular decompression : 14 case reports and literature review[J].World Neurosurg, 2017, 105: 605–611.

[19]ZHAO H, ZHANG X, TANG YD, et al.Operative complications of microvascular decompression for hemifacial spasm : experience of 1548 Cases[J].World Neurosurg, 2017, 107: 559–564.

[20]ZHU J, ZHANG X, ZHAO H, et al.Surgical treatment of hemifacial spasm caused by the compression of internal auditory canal of facial nerve[J].J Craniofac Surg, 2017, 28（6）: 564–566.

[21]XIA L, LIU MX, ZHONG J, et al.Fatal complications following microvascular decompression : could it be avoided and salvaged[J] ? Neurosurg Rev, 2017, 40（3）: 389–396.

[22]ZHAO H, LI GF, ZHANG X, et al.Long–term efficacy of initial microvascular decompression versus subsequent microvascular decompression for idiopathic hemifacial spasm[J].World Neurosurg, 2018, 109: 778–782.

[23]SINDOU M, MERCIER P.Microvascular decompression for hemifacial spasm : outcome on spasm and complications[J].A review. Neurochirurgie, 2018, 64（2）: 106–116.

[24]LAWRENCE JD, FREDERICKSON AM, CHANG YF, et al.An investigation into quality of life improvement in patients undergoing microvascular decompression for hemifacial spasm[J].J Neurosurg, 2018, 128（1）: 193–201.

[25]SINDOU M, MERCIER P.Microvascular decompression for hemifacial spasm : surgical techniques and intraoperative monitoring[J]. Neurochirurgie, 2018, 64（2）: 133–143.

[26]LIU MX, XIA L, ZHONG J, et al.What Should We Do for Those Hemifacial Spasm Patients Without Efficacy Following Microvascular Decompression : Expectation of Delayed Relief or Early Reoperation[J] ? World Neurosurg, 2018, 110: 897–900.

[27]LEE JM, PARK HR, CHOI YD, et al.Delayed facial palsy after microvascular decompression for hemifacial spasm : friend or foe[J] ? J Neurosurg, 2018, 129（2）: 299–307.

[28]KONDO A，AKIYAMA O，SUZUKI M，et al.Prosthetic material degeneration over time as a possible factor in delayed recurrence of hemifacial spasm after successful microvascular decompression[J].Surg Neurol Int，2018，9：187.

[29]LEE JA，PARK K.Short–term versus long–term outcomes of microvascular decompression for hemifacial spasm[J].Acta Neurochir（Wien），2019，161（10）：2027–2033.

[30]MIZOBUCHI Y，NAGAHIRO S，KONDO A，et al.Prospective，Multicenter Clinical Study of Microvascular Decompression for Hemifacial Spasm[J].Neurosurgery，2021，88（4）：846–854.

（朱　晋　李世亭）

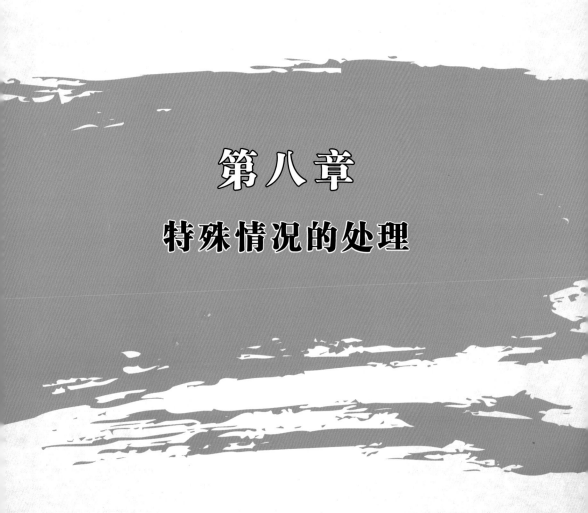

第八章

特殊情况的处理

第一节 老年人MVD手术

老年面肌痉挛患者的 MVD 手术与年轻患者相比，本质上并没有不同，手术原则和操作步骤也完全一致，也同样可以获得满意的手术效果，唯一不同的是老年面肌痉挛患者的 MVD 手术风险较年轻患者明显增加，因此老年人进行 MVD 手术应充分考虑年龄因素对手术带来的风险。

老年人具有以下共同的特点：①身体基础性疾病明显增多，很多患者合并有高血压、糖尿病、脑血管硬化、血管内斑块、脑萎缩等，而且大多数患者都有长期口服药物的情况，尤其是口服阿司匹林、阿托伐他汀、氯吡格雷等药物会影响手术安排，糖尿病也不利于手术切口愈合，如果安排 MVD 手术需要提前了解相关情况并做好充分的准备；②老年患者都存在不同程度的脑萎缩，这对 MVD 手术存在两方面的影响。一方面，脑萎缩导致蛛网膜下隙较年轻者明显增大，术中的显露和操作空间也都随之扩大，这在一定程度上降低了显微操作的难度。但另一方面，宽敞的蛛网膜下隙使得术中脑脊液的流失更容易和更快速，尤其在手术开始阶段切开小脑延髓池时，有时可瞬间涌出大量脑脊液，这就可能造成脑实质的剧烈移位，存在皮层表面桥静脉撕裂而导致幕上远隔部位硬膜下出血的风险。因此，老年患者 MVD 术中切开硬脑膜时，切口应尽可能小，使脑脊液缓慢流出，颅内压缓慢下降。若遇脑脊液瞬间大量涌出，应立即置入脑棉覆盖硬脑膜破口，用吸引器抵住以停止脑脊液释放，随后微调器械以缓慢释放；③老年患者由于高血压、高血脂、高血糖等基础疾病，都存在不同程度的血管硬化和血管内斑块，MVD 术中常可见血管壁上出现黄色斑块、血管形态异常扭曲，触之僵硬，对血管分离移位时需倍加轻柔，尽可能避免不必要的牵拉、推挤，减少血管内斑块脱落导致术后脑梗死的发生；④老年人很多合并心血管疾病，比如房颤、心律不齐、冠心病等，MVD 手术中为了调节脑脊液波动，应用艾司洛尔等血管活性药物时应特别小心，密切关注心血管功能的各项监测指标，确保患者安全；⑤尽管 MVD 手术技术已经十分成熟，安全系数也很高，但老年患者选择 MVD 手术也是一种挑战，因此 MVD 手术中应特别珍惜手术机会，力争实现充分减压，确保手术有效，降低面肌痉挛复发的风险，因为一旦疾病复发，患者很难有勇气选择再次 MVD。除此之外，老年患者还有许多增加手术风险的因素，比如既往有脑部手术史、严重的颈椎病或脊柱畸形、认知功能障碍、药物过敏等，凡此种种都需要在施行 MVD 手术前充分考虑。

综上所述，老年面肌痉挛患者施行 MVD 手术，除坚持常规的手术原则之外，还应注意以下几点：①摆放体位和头位时，动作应轻柔，以减少不必要的扭伤。对颈肩部的牵拉也要轻柔，防止臂丛神经损伤；②切开硬脑膜时应逐步进行，以缓慢释放脑脊液为重要标准；③椎基底动脉硬化移位困难时，应坚持从尾端向头端逐步解剖的原则，并采用置入足量明胶海绵的方法来获得操作空间，避免强行移位、悬吊或者生物胶黏附，防止脑血管栓塞的发生；④重视穿动脉保护，防止脑干梗塞以及颅神经缺血性损伤，老年人的穿动脉更容易痉挛，应时刻关注并用生理盐水冲洗；⑤坚持全程探查和全程减压的手术原则，必须将所有与面神经存在解剖接触的血管进行分离和隔离，降低疾病复发的风险；⑥置入涤纶棉之前，应在面神经与血管之间置入足量的明胶海绵做防粘连处理，这有助于降低涤纶棉与面神经之间形成粘连的概率，间接降低了疾病复发的风险。

第二节　儿童及青少年面肌痉挛患者的MVD技术

儿童及青少年面肌痉挛患者临床并不常见，但如果诊断确切，MVD手术仍然是能够获得治愈的唯一方法，但是儿童及青少年面肌痉挛患者的MVD技术与成年人有很多不同之处，存在较高的手术并发症风险，因此需要充分了解儿童及青少年患者的病理生理特点，合理调整MVD手术方案，确保手术的安全与有效。

儿童及青少年患者的头颅解剖和生理均与成人有较大差异，比如儿童头皮和枕下肌群较薄且稚嫩，开颅时电刀功率应适当降低，缝皮时可采用皮内缝合避免头皮水肿。颅骨尚未发育完全，与静脉窦的解剖关系多变，颞骨薄层CT有助于术前评估静脉窦的位置、颅骨的厚薄、乳突气房的发育程度等，减少术中意外。儿童及青少年患者脑实质丰满而蛛网膜下隙及颅腔相对狭小，术中应充分释放脑脊液以获得操作空间，避免对脑实质的过度牵拉而导致脑损伤。

　　儿童及青少年面肌痉挛患者的发病原因与病理生理机制与成年人存在差异，MVD手术中经常发现后颅窝蛛网膜增厚、面听神经及后组颅神经与周围蛛网膜之间粘连紧密，蛛网膜中常见有细小血管与颅神经关系密切，而且压迫面神经的血管多为细小的AICA及其分支，穿动脉、静脉血管与面神经解剖关系密切也比较常见。因此，儿童及青少年面肌痉挛患者的MVD手术需要注意以下几点：①充分切开面听神经与后组颅神经周围的蛛网膜，保留蛛网膜中与颅神经关系密切的滋养血管，采用锐性切开的方法，尽可能不用双极电凝；②由于后颅窝狭小面神经显露困难时，切不可盲目牵拉，增加颅神经及小脑损伤的风险，而应严格遵循小脑绒球下入路，充分开放小脑延髓池，利用脑外自然间隙充分暴露面神经；③置入的涤纶棉不应太多，适量的涤纶棉已经能够充分隔离细小的压迫血管，满足MVD手术的需要，如果垫棉太多容易导致细小的穿动脉受压闭塞甚至颅神经或者脑组织缺血，将静脉与面神经进行隔离时更应该减少涤纶棉的用量；④坚持全程探查和全程减压的手术原则，AMR完全消失是结束手术的前提条件。由于儿童及青少年患者术后的生活时间很长，面临较高的疾病复发风险，因此手术医生应特别珍惜患者提供的手术机会，在减压方式、隔离材料选择、垫棉形态与数量选择、明胶海绵防粘连处理等各个重要环节上精心设计，确保手术有效，降低疾病复发风险；⑤关闭硬脑膜之前，要用生理盐水反复冲洗蛛网膜下隙，确保蛛网膜下隙干净，减少因血液残留蛛网膜下隙导致术区广泛粘连的形成，这也是儿童及青少年面肌痉挛患者 MVD 术后容易发生脑脊液循环不畅、脑积水甚至疾病复发的主要原因之一。

第三节　粗大血管压迫时的减压技术

粗大血管压迫导致面肌痉挛的病例临床上并不少见，面神经显露困难、血管移位困难、垫棉置入困难以及多发的颅神经相关手术并发症是此类 MVD 手术面临的挑战。长期以来，很多专家围绕上述难题进行了研究，也提出了许多解决方案，我们结合文献报道和自己的临床经验，对粗大血管压迫时的减压技术进行总结。

粗大血管压迫最常见的类型是椎基底动脉冗长迂曲症（vertebrobasilar dolichoectasia，VBD）。术前高分辨率核磁（FIESTA、3D-TOF 等序列）检查即可明确诊断（图 17）。MVD 手术中首先应当充分松解椎基底动脉与周围组织的蛛网膜粘连，使椎基底动脉在蛛网膜下隙内能够被推移，然后经小脑绒球下入路，从尾端向头端，在椎基底动脉与脑组织之间逐渐置入足量的明胶海绵，让椎基底动脉远离面神经，此时根据椎基底动脉能够移动的幅度选择以下的减压方式：①置入涤纶垫棉。在明胶海绵与椎基底动脉之间置入适量的涤纶垫棉，涤纶垫棉应该有一定的宽度，最好能够将椎基底动脉包裹，确保明胶海绵吸收后，椎基底动脉不会与面神经重新接触；②生物胶黏附（图17）。应用生物胶将被抬离面神经的椎基底动脉黏附固定于后颅窝侧壁，为了保证黏附固定可靠，建议在喷洒胶水之前于椎基底动脉与后颅窝侧壁硬膜间放置一片干的明胶海绵或者用双极电凝电灼后颅窝侧壁，需要注意的是喷洒胶水不宜太多，以免增加面神经与周围组织发生粘连的风险，当然更不能应用化学胶，以免直接损伤颅神经；③悬吊。利用缝线缠绕椎基底动脉并最终缝合固定于后颅窝侧壁，或者采用涤纶丝缠绕椎基底动脉并进一步缝合或者应用动脉瘤夹将椎基底动脉固定于后颅窝侧壁。

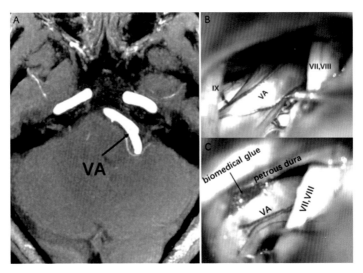

图17　左侧面肌痉挛

注：A. 术前 MRTA 显示椎动脉压迫面神经；B.MVD 术中显示椎动脉压迫面神经；C.用生物胶将椎动脉黏附于后颅窝侧壁。

需要说明的是，对于一些特殊的病例应用上述方法并不一定能够有效，比如双侧椎动脉移位到一侧 CPA，而且椎动脉血管壁严重粥样硬化改变、血管失去弹性、血管根本无法移位，如果再合并存在颅底畸形、后颅窝狭小等解剖变异，常规方法很难完成 MVD 手术。遇到上述情况我们可以采取的方法有：①术中向家属详细告知存在的问题与面临的困难，尤其是重点说明手术的风险与疗效预测，根据患者家属的意见做出手术方案的调整；②充分松解蛛网膜，在舌咽神经腹侧沿椎动脉管壁小心置入湿润的明胶海绵，从小到大，逐渐进行，只要在椎基底动脉与脑干之间放入了明胶海绵就相当于分离成功，此时可将片状的涤纶棉缓慢放置于明胶海绵与血管之间，尽管不能完全看清楚面神经受压迫的详细情况，上述操作多数可以起到隔离的效果；③首先寻找 PICA 或者 AICA，然后将 PICA、AICA 分离后用明胶海绵垫开，然后在 PICA、AICA 与脑干之间缓慢放入明胶海绵，最终再在明胶海绵与血管之间放入片状涤纶棉。因为椎基底动脉虽然粗大，但很少会作为直接的责任血管，大多数情况下椎基底动脉只是间接的压迫血管，而 PICA、AICA 甚至其分支才是真正的责任血管，所以能够用上述方法将 PICA、AICA 从脑干表面分离移开，多数可以获得满意的效果；④直接放弃手术。对于早期开展 MVD 的中心和医生，手术的安全应该放在第一位，遇到上述复杂的情况时终止手术不失为一种理智的选择，只要手术安全，患者可以到经验更多的中心进行再次手术，最终的结果往往比较满意。

第四节　责任血管的判断

　　面肌痉挛 MVD 手术中正确识别责任血管是实现充分减压和获得满意手术效果的前提，但是在如何识别责任血管的方法上并没有统一的标准，目前大量的文献报道中所谓的责任血管并没有说明判断的标准，很难说是否正确，也无法进行相互比较，因此总结与分析责任血管的判断标准更加迫切。

　　我们认为面肌痉挛 MVD 手术中责任血管的判断方法主要有三种：①手术医生的主观判断。MVD 手术中主刀医生根据自己眼睛观察到的区域中，将与面神经存在明显压迫关系的血管认定为责任血管，并在患者的手术记录中进行描述，同样在自己发表的论文中也是同样方法进行判断。事实上，这种判断方法没有任何科学依据，判断结果也没有任何参考价值，据此撰写的学术论文也没有任何科学价值。但是，不可否认的是目前这种方法仍然在很多中心被很多医生使用；②基于解剖学的判断。无论是以往的 REZ 区理论还是现在的五区理论，都认可血管与面神经的直接接触是导致疾病发生的前提，当然与面神经存在解剖接触并明显压迫面神经的血管就是责任血管。在这种理论的指导下，MVD 手术中观察到的与面神经存在解剖接触的血管都可能是责任血管，究竟谁是真正的责任血管并不清楚，因此基于上述理论做出的判断仍然缺乏科学依据，术者撰写的手术记录和学术论文也没有参考的价值，上述方法不值得推广；③基于电生理监测指导下的责任血管判断。主要包括 AMR 监测技术与 ZLR 监测技术，MVD 手术中，充分显露面神经 Ⅰ～Ⅴ区后，往往可以观察到多根血管与面神经之间存在解剖接触关系，当分离血管后 AMR 能够瞬间消失的就是责任血管，这是一种客观的判断方法，较医生的主观判断和单纯基于解剖关系的判断方法更加科学，也更加准确，对手术进程具有很大的指导价值，需要说明的是 AMR 改变有延迟效应，当责任血管分离移位后，AMR 有可能要延迟数秒甚至数分钟才消失，这种特性有时候会误导手术医生。当然 ZLR 技术正好能够弥补 AMR 的不足，因为只有在压迫点附近 10mm 之内刺激责任血管壁才可能记录到阳性的 ZLR 波，所以利用 ZLR 监测技术就能够逐个血管判断是否是真正的责任血管，MVD 手术中如果能够综合应用 AMR 技术及 ZLR 技术，那么责任血管的判断就会非常准确，也非常容易，这才是目前最先进的责任血管诊断方法，除此之外，责任血管的判断都不可靠。

我们的临床研究已经证明面神经五区都可能存在责任血管，只是责任血管分布在传统的所谓 REZ 区占比较高，因此面肌痉挛 MVD 手术中必须探查面神经 Ⅰ～Ⅴ区，对所有责任血管都需要进行充分减压。另外，下列两点也需要重视：①责任血管包括直接责任血管和间接责任血管，现在的责任血管和潜在的责任血管。直接责任血管是导致面肌痉挛发生的直接原因，也是现在的责任血管，比如常见的 AICA、PICA 等。间接责任血管虽然没有直接接触面神经，但通过压迫其他血管而导致面肌痉挛的发生，常见的椎动脉 VA、基底动脉 BA、有时候 AICA 以及 PICA 也可能是间接责任血管，他们通过压迫细小的穿动脉而导致面肌痉挛的发生。潜在的责任血管是指目前血管已经与面神经存在解剖接触关系，但并没有引起面神经脱髓鞘改变，也不是当下导致面肌痉挛的直接原因，但是随着随访时间的延长，很难保证这些血管不会对面神经造成压迫，从而导致面肌痉挛的复发。因此面肌痉挛 MVD 手术中，不仅需要处理直接责任血管，也需要处理间接责任血管及潜在的责任血管，这样既能保证手术有效，也能降低面肌痉挛的复发风险；②面肌痉挛的责任血管可能是动脉，也可能是静脉。可能是粗大的血管，也可能是细小的血管（如穿动脉）。可能是一根血管，也可能是多根血管。可能是单点压迫，也可能是同一血管的多点压迫，比如 AICA 可以同时在面神经Ⅱ区、Ⅲ区、Ⅳ区产生压迫。MVD 手术中应在电生理监测技术指导下对所有责任血管进行分离与隔离操作，避免责任血管遗漏是获得长期疗效的关键。

　　总之，责任血管的判断在很大程度上决定了面肌痉挛的手术疗效，充分了解责任血管的来源与分布规律，并结合电生理学监测技术，就能够准确识别责任血管。

第五节 AMR持续不消失时的减压技术

所谓 AMR 持续不消失是指手术医生认为减压已经很充分但 AMR 波持续阳性的情况，这种现象在面肌痉挛的 MVD 手术中也经常遇到，确切原因并不清楚。针对这一情况我们的处理遵循以下原则：①首先需要分析减压前后 AMR 的变化，包括潜伏期及其波形，如果潜伏期明显延长或者波形发生了明显改变，AMR 阳性代表的意义并非是减压不充分，比如 MVD 手术前记录到双峰 AMR 波，减压后部分消失，仅残留潜伏期延长的一个波峰，这很可能与联带运动相关，术中依靠 EMG 技术能够在面神经上确定脱髓鞘的区域，在此处对面神经进行梳理常常可以让 AMR 完全消失，因此分析 AMR 的变化能够指导手术操作；②再次进行全程探查，对面神经 I 区至 V 区进行全程探查，尤其是 I 区、IV 区、V 区常常是遗漏压迫血管的区域，对这些区域中发现的所有与面神经存在解剖接触的血管都应该进行隔离操作；③检查已经植入的隔离材料涤纶棉，建议将涤纶棉抬起，并在涤纶棉与面神经之间放置明胶海绵，同时检查是否存在穿动脉或者静脉血管遗漏，此时也可以采用 ZLR 技术，对可疑的部位和血管进行探查，并对 ZLR 阳性的区域进行重新探查和分离操作；④面神经梳理术。经过全程探查和再次减压操作后，如果 AMR 还是不消失，可以尝试在面神经Ⅳ区进行梳理手术，梳理部位可以采用 EMG 技术进行定位，重点是存在 EMG 潜伏期延长的区域，一般梳理 3 次左右就已经足够，不主张反复多次梳理，以免术后出现面瘫。经过上述处理如果 AMR 波仍然不消失，则建议让医生助手或辅助护士观察患者眼睑是否存在抽动（让监测医生在下部面肌予以刺激），如果眼轮匝肌没有抽搐，则可以结束手术。当然 MVD 手术中遇到上述情况时，最好告知患者家属术中所见及采取的措施，这样更有利于安排以后的治疗。

参考文献

[1]FENG BH，ZHENG XS，ZHANG WC，et al.Surgical treatment of pediatric hemifacial spasm patients[J].Acta Neurochir（Wien），2011，153（5）：1031-1035.

[2]ZHENG XS，FENG BH，ZHANG WC，et al.Hemifacial spasm caused by cross type vascular compression[J].Neurol Res，2011，33（9）：965-969.

[3]ZHU J，LI ST，ZHONG J，et al，Role of arterioles in management of microvascular decompression in patients with hemifacial spasm[J].J Clin Neurosci，2012，19（3）：375-379.

[4]LI Y，ZHENG XS，HUA XM，et al.Surgical treatment of hemifacial spasm with zone-4 offending vessel[J].Acta Neurochir（Wien），2013，155（5）：849-853.

[5]WANG X，THIRUMALA PD，SHAH A，et al.The role of vein in microvascular decompression for hemifacial spasm：a clinical analysis of 15 cases[J].Neurol Res，2013，35（4）：389-394.

[6]SUN H，LI ST，ZHONG J，et al.The strategy of microvascular decompression for hemifacial spasm：how to decide the endpoint of an MVD surgery[J].Acta Neurochir（Wien），2014，156（6）：1155-1159.

[7]ZHANG X，ZHAO H，YING TT，et al.The effects of dual

abnormal muscle response monitoring on microvascular decompression in patients with hemifacial spasm[J].World Neurosurg, 2017, 101: 93–98.

[8]ZHANG X, ZHAO H, ZHU J, et al.Outcome of biomedical glue sling technique in microvascular decompression for hemifacial spasm involving the vertebral artery[J].World Neurosurg, 2017, 104: 186–91.

[9]LIU MX, XIA L, ZHONG J, et al.What should we do for those hemifacial spasm patients without efficacy following microvascular decompression: expectation of delayed relief or early reoperation？ [J].World Neurosurg, 2018, 110: e897–e900.

[10]ZHANG X, ZHAO H, TANG YD, et al.The effects of combined intraoperative monitoring of abnormal muscle response and z–l response for hemifacial spasm[J].World Neurosurg, 2017, 108: 367–373.

[11]ZHAO H, ZHANG X, TANG YD, et al.Operative complications of microvascular decompression for hemifacial spasm : experience of 1548 cases[J].World Neurosurg, 2017, 107: 559–564.

[12]ZHAO H, ZHANG X, ZHANG Y, et al.Results of atypical hemifacial spasm with microvascular decompression : 14 case reports and literature review[J].World Neurosurg, 2017, 105: 605–611.

[13]ZHANG X, KANG X, JIANG Q, et al.Efficacy of biomedical glue sling technique versus traditional technique for microvascular decompression for hemifacial spasm with refractory

hypertension[J].World Neurosurg，2018，110：e473-e478.

[14]ZHAO H，TANG YD，ZHANG X，et al.Long-term outcomes of microvascular decompression in the treatment of hemifacial spasm based on different offending vessels[J].J Neurol Surg A Cent Eur Neurosurg，2019，80（4）：285-290.

[15]CHANG BW，TANG YD，LI YZ，et al.A successful treatment of hemifacial spasm due to anterior inferior cerebellar artery aneurysm in adolescent：a case report and literature review[J].Childs Nerv Syst，2021，37（1）：339-343.

[16]CHANG BW，TANG YD，WEI XY，et al.A new application of gelatin sponge in the treatment of hemifacial spasm by microvascular decompression：a technical note[J].J Neurol Surg A Cent Eur Neurosurg，2021.

[17]ZHAO H，ZHU J，TANG YD，et al.Hemifacial spasm：comparison of results between patients older and younger than 70 years operated on with microvascular decompression[J].J Neurol Surg A Cent Eur Neurosurg，2021.

（唐寅达　李世亭）

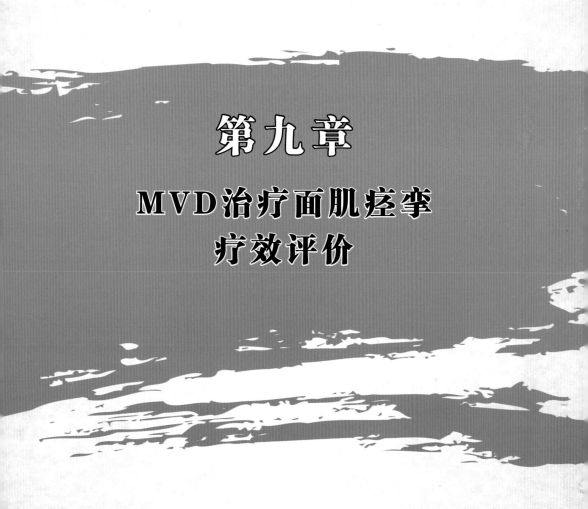

第九章

MVD治疗面肌痉挛疗效评价

第一节　MVD治疗面肌痉挛疗效评价方法进展

　　MVD 是目前治疗面肌痉挛的首选方案，也是唯一针对病因治疗和有望彻底治愈面肌痉挛的技术。然而面肌痉挛患者接受 MVD 术后，痉挛症状改善的程度因人而异，这与手术医师的技术水平、血管压迫的复杂程度等多因素相关。在 MVD 进入临床应用后的早期，人们习惯采用有效与无效，缓解与不缓解来评价手术效果。后来人们发现这种评价方法并不能将所有面肌痉挛术后出现的情况包括在内，因为除了完全缓解与完全无效之外，部分患者术后的痉挛症状只是减轻，仍然需要药物辅助来控制痉挛发作，因此后来人们将手术效果分为四种，即完全缓解、明显缓解、部分缓解与无效，其中明显缓解是指痉挛症状的缓解程度超过 75%，部分缓解是指痉挛症状的缓解程度为 50% ～ 75%，无效是指痉挛缓解程度低于 50%。而且将完全缓解、明显缓解、部分缓解的患者都归为有效，这种疗效评估方法不仅符合客观的临床现象，而且方便指导患者术后的治疗，也有利于开展学术交流，推动了相关技术研究的进步，在临床诊治与临床研究中发挥了积极的作用。

　　但是随着治疗患者数量的快速增长，人们不仅关注面肌痉挛症状的缓解程度，也更加重视手术并发症的发生情况，尤其是近年来人们将提升患者的生活质量作为功能神经外科的金标准。在这一概念的影响下，人们提出了全面评估手术疗效的新体系，包括痉挛症状的缓解程度以及手术并发症的发生情况，甚至采用生活质量量表进行评分。

最新的 MVD 治疗面肌痉挛的疗效评价体系，采用标准化的评分标准、结合临床症状缓解率及手术并发症的发生率，对 MVD 的术后总体疗效进行客观的评价。该评分系统包括术后症状缓解评分、术后并发症的评分与总体评分，详述如下：

1. 术后症状缓解评分（E）

E-0：痉挛完全消失。

E-1：偶尔轻度痉挛。

E-2：中等痉挛，显著存在。

E-3：未治愈。

2. 术后并发症的评价（C）

C-0：无功能障碍，或仅有轻微的主观症状。

C-1：轻微颅神经或小脑功能障碍，不影响日常生活。

C-2：既有主观症状，又有客观的颅神经或小脑功能障碍，影响日常生活。

3. HFS 总体效果的评价（T）T 的等级由 E 和 C 的等级总和决定。T-0：优，T-1：良，T-2：尚可；T-3 至 T-5：差。比如说当术后症状改善为 E-0，并发症等级为 C-0，则总体评价等级为 T-0，代表手术结果为"优"。如果术后疼痛等级为 E-0，但术后并发症等级为 C-2，则总体评价等级为 T-2，代表手术结果"尚可"。

第二节　手术无效与复发

MVD 治疗面肌痉挛术后无效是指痉挛症状没有任何改变或者痉挛症状减轻程度低于 50%。术后复发是指 MVD 术后痉挛症状完全缓解至少 1 个月以上，然后症状再次出现，也有专家建议应将 MVD 术后痉挛症状完全缓解时间延长为 3 个月，无论是 1 个月还是 3 个月，这里强调的是 MVD 术后痉挛症状必须真正缓解，而后再次出现。因此，我们也推荐 MVD 术后痉挛症状完全缓解的时间最好为 3 个月以上，以便与 MVD 术后痉挛症状部分缓解进行鉴别。

显微血管减压术后无效常见的原因：①区域遗漏。由于各种原因导致面神经显露不充分，或者是仅仅暴露了面神经的某一个区域，其中最常见的是遗漏了面神经的Ⅰ区、Ⅳ区及Ⅴ区；②血管遗漏。MVD 手术中仅将自认为重要的血管进行了分离减压，而并没有对所有血管进行分离减压操作，最常见的是遗漏了位于Ⅳ区及Ⅴ区的血管；③减压不充分。由于没有电生理学监测或者仅应用了单一 AMR 监测，MVD 手术中缺乏客观的减压程度评估技术，单纯依赖手术医生的经验来判断手术进程，既不全面也不可靠；④电生理监测出现假阴性结果。由于 AMR 波的出现与消失受到多重因素影响，如果没有全面执行标准的 AMR 监测，很容易因 AMR 的假阴性结果影响对减压程度的判断，我们推荐应用复合 AMR 监测技术；⑤隔离材料选择不当。合适的隔离材料应当不容易移位，而且固定方便，也不会对神经造成新的压迫，我们推荐使用涤纶棉，如果应用特氟龙片或者涤纶片就很容易发生垫片的移位，导致 MVD 手术无效。显微血管减压术后复发的主要原因：①粘连的形成。由于隔离材料与面神经之间形成粘连是导致 MVD 术后面肌痉挛复发的最常见原因。目前临床应用的特氟龙棉以及涤纶棉都容易与面神经之间形成粘连，因此我们强烈推荐在 MVD 手术中必须对隔离材料进行防粘连处理，可以选择将责任血管分离移位后应用悬吊或者胶水黏附于后颅窝侧壁，也可以在隔离材料与面神经之间置入足量的明胶海绵。需要说明的是，应用目前最先进的手术技术仍然无法完全阻止手术粘连的发生，探索新的防粘连技术势在必行；②新的压迫形成。由于颅内血管再次接触并压迫面神经而导致痉挛复发也是常见的原因，这主要是因为首次 MVD 手术没有坚持全程探查与全程减压的原则，术中没有将所有与面神经存在解剖接触的血管进行分离移位，因此 MVD 手术中应将责任血管与潜在的压迫血管全部进行分离和移位；③减压不充分。第一次 MVD 手术中经过松解蛛网膜等操作，AMR 也可以暂时消失，或者由于错误的将垫片放置在前庭神经背侧、面听神经干的头端、面听神经干的腹侧，而真正的责任血管并没有被彻底减压，从而导致术后痉挛症状消失一段时间后再次出现；④隔离材料吸收。由于单纯采用明胶海绵、肌肉或者筋膜作为隔离材料，等到上述材料吸收后痉挛再次出现，不过这类情况目前已经很少发生。

综上所述，充分暴露面神经全程、正确辨认责任血管、选择合适的隔离材料、进行充分有效的减压是降低面肌痉挛显微血管减压术后无效和复发的关键。

第三节　早期再手术与延迟缓解

面肌痉挛显微血管减压术后会有部分患者的症状没有缓解，那么这种情况是否意味着手术失败呢？文献报道中很多专家认为上述情况并不一定是手术失败，因为大部分患者的痉挛症状会在手术后的 1 年之内逐渐缓解，甚至有少数患者的症状会在手术后的 2 年内逐渐消失，大家将这种现象称之为延迟缓解，文献报道延迟缓解的比例可以高达 30%～45%。在这种理论的指导下，很多专家建议 MVD 术后痉挛症状没有缓解的患者应该选择观察至少 1 年，等待延迟缓解，不主张早期进行再次 MVD 手术。我们在临床上的确也遇到过类似的患者，但问题的关键是延迟缓解的概率究竟是多少？怎么知道那些患者可以获得延迟缓解？需要观察的时间究竟该多长？这一系列问题至今没有形成统一的专家意见。为此，我们进行了一项临床研究，在一组 1435 例典型面肌痉挛患者接受 MVD 术后，51 例的痉挛症状没有改善，其中 5 例患者在随访期中（术后 12 个月）症状逐渐消失，46 例在随访期中接受了第二次 MVD 手术，术后症状完全缓解，因此延迟缓解的概率为 9.8%。我们研究发现，MVD 术后如果复查 AMR 为阴性，则患者的痉挛症状有希望获得延迟缓解，相反如果复查 AMR 为阳性，患者的痉挛症状往往不会延迟缓解。因此我们围绕 MVD 术后痉挛症状没有缓解的患者，提出如下处理原则：术后第二天首先复查 AMR，如果 AMR 阳性，则诊断为手术失败，应当尽早再次 MVD 手术，相反如果 AMR 阴性，则认为减压已经充分，建议患者随访等待延迟缓解。

早期再次手术时需要注意以下几点：①全程应用神经电生理监测，特别是 AMR 和 ZLR 联合监测，只有这样才能确保充分减压和良好预后。麻醉时应尽量少用肌松剂，因为肌松剂使用不当会导致 AMR 波假阴性，开放硬膜前必须监测到典型的 AMR 波，手术结束前必须保证 AMR 完全消失；②做到对面神经的全程探查，重点探查容易遗漏血管的面神经 I 区、IV 区和 V 区，确保所有与面神经存在解剖接触的血管都被分离和隔开（图 18）；③检查首次手术置入的隔离材料的位置与数量，隔离材料的物理性状选择不当或者部位摆放不当都可能是手术失败的原因，同时要特别注意隔离材料与面神经及脑干之间是否遗漏细小的穿动脉，因为穿动脉也可能是真正的责任血管。

早期再次手术的预后与风险。早期再次手术与第一次 MVD 手术并没有本质上的不同，只要坚持 MVD 手术的原则，同样可以获得满意的手术疗效，此外由于第一次手术中蛛网膜已经被充分松解，第二次 MVD 手术的颅内操作时间应该可以缩短。需要特别强调的是再次 MVD 手术并发症的风险要高于第一次手术，这主要与此类患者的责任血管比较特殊、难于分离、难于移位等多重因素相关，术前应该向患者家属详细介绍。

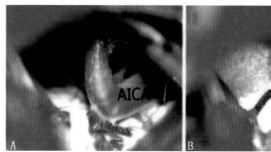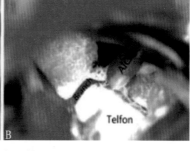

图18　分支血管压迫

注：术中将小脑前下动脉（A）及其分支血管（B）全部垫开后，异常肌反应波形
（AMR）才完全消失。AICA：小脑前下动脉。

第四节　术后听力障碍的处理

MVD 术后听力障碍是相对少见但后果比较严重的一种并发症，通常与前庭神经损害有关。听力损害分为两种类型，一种为术后即刻出现的听力障碍，另外一种为迟发性的听力损害。无论是哪种损害，都应该给予正规的及时治疗。首先需要至相关科室进行听力检查，如纯音测听、声阻抗检查、言语测听等，明确损害的性质与程度。

对于第一种而言，多考虑与以下几点相关：①术中对前庭神经过度牵拉，导致神经滋养血管痉挛，随后引起缺血现象；②术中过度操作迷路动脉或者小脑前下动脉，导致前庭蜗神经缺血；③术中手术器械对前庭神经的机械损伤。术中实时监测前庭神经功能是避免听力障碍的关键步骤。建议所有开展显微血管减压术的医院都应该在术中对听神经的功能进行监测 BAEP。术中 BAEP 的 V 波潜伏期延长 0.5ms 以上或者波幅降低 30% 以上是听力损害的重要指标。术后一旦出现听力损害，可早期选择使用尼莫地平进行扩血管治疗，解除血管痉挛。同时联合应用激素（如地塞米松等），这样可以减轻神经水肿，此外还可以使用神经营养药物。对于严重听力下降者早期辅助应用高压氧治疗可能也有一定的帮助。

目前迟发性的听力损害的病因还不明确。少部分患者术后身体抵抗力下降，病毒性听神经炎、前庭神经炎、病毒性脑炎、病毒性上呼吸道感染等耳部病毒性疾病，都可能诱发病毒性听力下降症状。首先要至耳鼻咽喉科就诊，并进行积极抗病毒治疗；还可以佩戴助听器，进行听力障碍纠正。

第五节　术后早期面瘫与迟发性面瘫

面肌痉挛患者接受 MVD 术后出现的面瘫包括早期面瘫与迟发性面瘫两种。早期面瘫又称即刻性面瘫，是指 MVD 术后一周内发生的面瘫，尤其好发于 MVD 术后 48 小时内，目前认为这与术中对面神经的直接损伤相关。通过提高显微外科操作技术、术中实时监测面神经功能可有效降低术中面神经损伤的风险。迟发性面瘫一般是指发生在 MVD 术后 8 ~ 30 天的面瘫，文献报道迟发性面瘫的发生率为 2.8% ~ 8.3%。目前有关迟发性面瘫的发生机制尚不清楚，有学者对迟发性面瘫患者的脑脊液进行分析后认为术后存在于机体内的单纯疱疹病毒及水痘——带状疱疹病毒再活化是引起迟发性面瘫的主要原因，不过有学者却报道相反的结果。我们研究发现术前病程、面神经表面有明显压痕与迟发性面瘫的发生率之间存在统计学差异。推测原因如下：长时间受责任血管压迫导致面神经出现变性，进而加重面神经局部脱髓鞘损害，使得术后面神经自身修复能力下降和修复时间延长，从而导致术后迟发性面瘫的发生率增加。

我们通过临床分析认为通过以下措施可明显降低迟发性面瘫的发生率：①术中减少对面神经根部的机械性牵拉，从而降低面神经水肿的发生率；②术中止血要彻底，避免医源性出血引起血管痉挛；③术中涤纶棉的数量要适中，减少涤纶棉对面神经根部的直接刺激。另外，MVD 术后早期使用激素（泼尼松）、营养神经药物（甲钴胺、维生素 B_{12}）、改善微循环（尼莫地平）等药物也有助于降低迟发性面瘫的发生率。

无论是早期面瘫还是迟发性面瘫，面瘫发生后都应该立即对面瘫的程度进行客观全面的评估，主要是综合应用电生理学评估技术实现对面瘫的定性与定量分析，定性分析主要是客观判断面神经近端的功能，定量分析主要是详细分析面神经各分支的传导功能，并根据电生理学评估结果来指导治疗方案的制订，在面瘫治疗过程中也需要定期进行面神经功能评估。

参考文献

[1]ZHONG J，ZHU J，LI ST，et al.An analysis of failed microvascular decompression in patients with hemifacial spasm：focused on the early reoperative findings[J].Acta Neurochir（Wien），2010，152（12）：2119-2123.

[2]ZHU J，LI ST，ZHONG J，et al.Role of arterioles in management of microvascular decompression in patients with hemifacial spasm[J].J Clin Neurosci，2012，19（3）：375-379.

[3]SUN H，LI ST，ZHONG J，et al.The strategy of microvascular decompression for hemifacial spasm：how to decide the endpoint of an MVD surgery[J].Acta Neurochir（Wien），2014，156（6）：1155-1159.

[4]JIANG C，XU W，DAI Y，et al.Early permanent disappearance of abnormal muscle response during microvascular decompression for hemifacial spasm：a retrospective clinical study[J].Neurosurg Rev.Jul，2017，40（3）：479-484.

[5]ZHAO H，ZHANG X，TANG YD，et al.Factors Promoting a Good Outcome in a Second Microvascular Decompression Operation When Hemifacial Spasm is Not Relieved After the Initial Operation[J].World Neurosurg.Feb，2017，98：872 e811-872 e819.

[6]ZHAO H，ZHANG X，TANG YD，et al.Operative

Complications of Microvascular Decompression for Hemifacial Spasm：Experience of 1548 Cases[J].*World Neurosurg.*Nov，2017，107：559–564.

[7]ZHANG X，ZHAO H，TANG YD，et al.The Effects of Combined Intraoperative Monitoring of Abnormal Muscle Response and Z–L Response for Hemifacial Spasm[J].*World Neurosurg.*Dec，2017，108：367–373.

[8]JUNG NY，LEE SW，PARK CK，et al.Hearing Outcome Following Microvascular Decompression for Hemifacial Spasm：Series of 1434 Cases[J].*World Neurosurg.*Dec，2017，108：566–571.

[9]LI Z，GAO J，WANG T，et al.Retrospective clinical analysis of 320 cases of microvascular decompression for hemifacial spasm[J].*Medicine（Baltimore）*.Oct，2018，97（41）：e11825.

[10]LIU MX，XIA L，ZHONG J，et al.What Should We Do for Those Hemifacial Spasm Patients Without Efficacy Following Microvascular Decompression：Expectation of Delayed Relief or Early Reoperation？[J]*World Neurosurg.*Feb，2018，110：e897–e900.

[11]ZHAO H，ZHU J，ZHANG X，et al.Involved Small Arteries in Patients Who Underwent Microvascular Decompression for Hemifacial Spasm[J].*World Neurosurg.*Oct，2018，118：e646–e650.

[12]AZIZZADEH B，IRVINE LE，DIELS J，et al.Modified Selective Neurectomy for the Treatment of Post–Facial Paralysis Synkinesis[J].*Plast Reconstr Surg.*May，2019，143（5）：1483–1496.

[13]LEE MH，LEE S，PARK SK，et al.Delayed hearing

loss after microvascular decompression for hemifacial spasm[J].*Acta Neurochir*（*Wien*）.Mar，2019，161（3）：503-508.

[14]NUGROHO SW，PERKASA SAH，GUNAWAN K，ET AL.PREDICTING OUTCOME OF hemifacial spasm after microvascular decompression with intraoperative monitoring：A systematic review[J]. *Heliyon.*Feb，2021，7（2）：e06115.

[15]GIRARD B，DE SAINT SAUVEUR G，TATRY M，et al.[Hemifacial spasm.Etiology and management][J]. *J Fr Ophtalmol.* Mar，2021，44（3）：382-390.

[16]LEE JA，KONG DS，KIM SJ，et al.Factors Influencing Patient Satisfaction after Microvascular Decompression for Hemifacial Spasm：A Focus on Residual Spasms[J].*Stereotact Funct Neurosurg.* Sep 22，2021：1-9.

[17]LIU J，LI F，WU G，et al.Long-Term Retrospective Analysis of Re-do Microvascular Decompression in Patients with Hemifacial Spasm[J].*Front Neurol*，2021，12：687945.

[18]CHANG BW，TANG YD，WEI XY，et al.A new application of gelatin sponge in the treatment of hemifacial spasm by microvascular decompression：a technical note[J].J Neurol Surg A Cent Eur Neurosurg，2021.

（赵　华　李世亭）

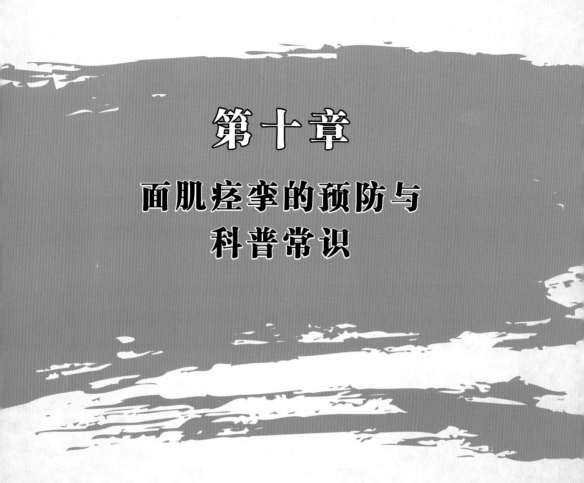

第十章
面肌痉挛的预防与
科普常识

第一节　快乐生活预防面肌痉挛

　　面肌痉挛的常见发病人群是中老年人，女性患者比例明显高于男性，且有发病率增高，甚至有发病年轻化的趋势。目前关于面肌痉挛的病因，认为主要是由颅内血管压迫面神经所致，除此之外，还有一些危险因素或诱因，使得人们更容易发生面肌痉挛，其中包括过多的心理压力、精神敏感易焦虑、身体状态过于疲劳及睡眠质量差、易失眠等人群。目前的研究已经明确压迫血管壁上的交感神经参与了面肌痉挛的发生，而且交感神经也参与调节血管的舒张，因此所有影响交感神经功能的因素都可能影响到颅内血管的功能，因此上述精神和心理方面的因素很有可能是通过影响交感神经而促进了面肌痉挛的发生，这也进一步证实了快乐生活的现实意义与重要价值。

　　现代生活的各种压力，越来越多的人面临着多方面较大的压力，导致长时间精神紧张、情感敏感易焦虑甚至严重失眠，使得精神及身体过于疲劳，在这样的情况下颅内血管更容易异位和硬化改变，更容易诱发面肌痉挛。所以，当发现自己心理压力过大时，应该注意进行自我调节，生活中保持心情舒畅，适度放松自我，坚持适当的体力劳动或体育锻炼可以帮助缓解压力，有效调节工作压力带来的负面情绪。保证良好的睡眠也是非常重要的一点，良好的睡眠质量和充足的睡眠时间使身体各方面能够得到及时、有效的休整，从而让肌体得到有效的精神放松。除此之外，对于面肌痉挛的预防，饮食上建议避免食用过于辛辣刺激的食物，如烟酒、咖啡、浓茶等建议食用控量，尽量少食。还需注意天气变化，注意防寒，尤其是春秋季早晚气温变化比较明显的季节，面部适当保暖。快乐积极健康的生活方式往往能够增强机体免疫力及其他调节能力，降低面肌痉挛发生的风险。

第二节　面肌痉挛患者的注意事项

面肌痉挛初期一般发病症状较轻，仅为眼睑阵发性跳动，因此大部分患者此时可能并不会引起重视。但随着病程延长面颊部肌肉也开始抽动，而且面肌不自主抽搐频率会逐渐增加，最后会发展到口角抽搐，严重的甚至连带颈部肌肉发生抽动或者出现患侧睁眼困难。当面肌痉挛发生时，患者还需积极地面对，初期时可以注意调整好自身心理及生理状态，比如进行自我解压，保持日常生活心情舒畅愉悦，保持足够的睡眠时间和良好的睡眠质量，同时注意饮食及适当的体育锻炼。当身心均处于良好的状态时，面肌抽动的症状若仍时有发生，患者应及时就医，根据患者的实际情况选择必要的医学检查，以明确病因。需要特别强调的是，无论面肌痉挛症状是否严重，如果痉挛持续时间超过一个月，就应当认真对待，接受必要的医学检查查明痉挛的真正原因，千万不能不闻不问，更不能盲目接受一些不清不楚的治疗。这是因为如果延误时机，有些病因如动脉瘤、胆脂瘤、神经鞘瘤、脑膜瘤等都可能对身体带来新的危害，及时正确的治疗往往能获得满意的效果。

一旦面肌痉挛诊断明确，就应该根据患者症状的严重程度及病程选择合适的治疗方法，比如药物保守治疗或手术干预。当接受药物治疗症状未见好转时应及时复诊，以免错过最佳的治疗时机。虽然临床上可供面肌痉挛患者选择的治疗手段包括药物治疗、中医理疗、肉毒素注射、针灸、射频等，但病程中并不鼓励患者选择针灸等可能损害面神经的治疗方式，事实上显微血管减压手术才是唯一能够彻底治愈面肌痉挛的方案，这一点已经成为行业内的共识。需要特别注意的是，面肌痉挛患者在整个病程中都应注意面部保暖、避免感冒受凉，因为患侧面神经较健侧对外界低温刺激或病毒感染等更为敏感。所以，面对寒冷、吹风等刺激时，患侧面神经更易受到影响而增加面瘫发生的风险。

第三节　面肌痉挛与针灸

目前针对面肌痉挛症状的治疗，不少患者在面肌痉挛出现的初期会选择尝试中医针灸的治疗方法，我们在临床上发现很多患者来医院就诊时，都有接受针灸治疗的病史，尤其在基层或偏远地区针灸治疗面肌痉挛的现象更加普遍。然而，我们必须强调的是绝大多数面肌痉挛都是由于颅内血管长期压迫面神经，导致面神经脱髓鞘改变，所以解除血管对面神经的压迫才是治愈面肌痉挛的根本方法。即便是中医学术界也对针灸治疗面肌痉挛的效果仍存在争议，而且大量的临床实践也早已证实针灸不可能将面肌痉挛治愈，长期多次的针灸治疗还存在损伤面神经的可能，因此盲目接受中医针灸治疗并非明智之举。

不可否认，的确有少数面肌痉挛患者在接受针灸治疗后症状有所减轻，甚至症状减轻的时间会很长，虽然不清楚这种现象发生的确切原因，也许只是一种巧合，但我们并没有见过单靠针灸就能治愈的面肌痉挛患者，也没有见过症状严重的面肌痉挛患者能够靠针灸获得缓解，事实上也只有症状轻的患者才能在针灸治疗后有所改善，因此我们认为针灸对面肌痉挛的治疗价值缺乏临床依据，也缺乏科学理论支持，不建议应用。

同时，我们在临床上发现很多由于长期接受针灸治疗后出现面神经功能减退的患者，甚至部分患者已经存在口眼联动、表情僵硬和轻度周围性面神经麻痹，因此讲针灸治疗有可能损伤面神经的末梢分支，这也是针灸后面部抽搐症状能够得到短暂减轻的原因，当面神经分支损伤逐渐恢复时，痉挛症状便再次出现。综上所述，对于面肌痉挛的治疗，并不建议患者接受针灸或者是其他类似的侵入性的治疗方法。

第四节　面肌痉挛合并面瘫时的处理原则

面肌痉挛合并面瘫可分为两种情况：先有面瘫，后出现面肌痉挛；或者是先有面肌痉挛，后出现面瘫。对于第一种情况，面瘫的原因可能是单纯的面神经炎或者是后颅窝占位性病变，而后来的面肌痉挛多数是由于血管压迫所致。因此临床上遇到此类情况后，首先应当进行详细的影像学检查查明可能的病因，同时应用相应的电生理学检查明确面瘫的程度以及是否存在特征性的AMR波，然后就可以根据病因检查的结果分别进行治疗，比如面神经炎就应该应用激素及神经营养类药物治疗，后颅窝占位性病变就应该尽早采取外科手术切除，面肌痉挛应该采用MVD微创手术治疗。对于第二种情况，临床检查后可能出现三种结果：①血管压迫先后导致了面肌痉挛以及面瘫，这类患者中血管压迫往往比较严重，面神经受压移位和脱髓鞘改变都很严重，而且病程也比较长，选择治疗方案时应积极选择MVD手术，只不过术中应特别注意保护面神经，避免术后面瘫程度加重；②后颅窝占位性病变先后引起了面肌痉挛与面瘫，比如CPA的胆脂瘤、脑膜瘤、神经鞘瘤、动脉瘤、海绵状血管瘤等，临床上只要进行详细的影像学检查就可以明确诊断，治疗方案也明较明确，就是尽早施行颅内占位性病变切除术，术后辅助神经营养性药物治疗和康复治疗；③面肌痉挛与面瘫的发生没有任何关系，面肌痉挛就是常规的血管压迫所致，而面瘫的发生只是一种巧合，多数是面神经炎，或者是颅内占位性病变所致，在选择治疗方案时应该分别对待，并根据病情严重程度决定时间上的先后顺序，比如面瘫比较严重，那就应该先进行面瘫治疗，等病情稳定或者面神经功能恢复较好时在进行面肌痉挛的治疗，相反如果面瘫较轻，而面肌痉挛症状严重，那就应该尽早接受 MVD 手术，术后再应用神经营养性药物及康复治疗。无论是哪一种情况，都需要先进行详细的临床检查，明确病因及病情严重程度，然后再综合决定治疗方案及治疗的先后顺序。

需要补充说明的是面肌痉挛合并面瘫的情况临床上并不少见，除了上述因素外，需要考虑两种疾病发生的间隔时间，如果间隔时间很长，长达数年，往往提示两者的发病原因关系不大，相反如果两者同时发病或者在时间上相近，往往提示两者有相同的病因，所以详细的病史询问有助于明确诊断，避免误诊误治。

第五节 面肌痉挛治疗中的常见误区

很多患者对于面肌痉挛的认识常常存在着一些误区。我们经常可以听到老百姓的一句俗语"左眼跳财，右眼跳灾"，有很多人对此甚至深信不疑，进而衍生出民间一些让人哭笑不得的"治疗手段"，但是毫无疑问，这些缺乏科学依据的说法毫无治疗价值，更别提能起到任何预测未来的作用。有的人会偶然出现眼睑痉挛的表现，这也并不一定就是面肌痉挛。尤其是年轻人，会因为一段时间的精神紧张、劳累、睡眠不足等原因引起短暂性的眼轮匝肌痉挛，这种情况下往往仅需要缓解自身压力，适当补充睡眠、解除疲劳，症状就会自然消失。但若出现长时间的眼睑或面部肌肉不自主地抽搐时，患者应引起重视，尤其当症状存在超过一个月后，就需尽快至医院就诊，以明确是否为面肌痉挛。有的初期面肌痉挛患者会有这样的认识误区：觉得面肌痉挛只是"眼皮跳一跳"而已，过一段时间就能自愈，不必大惊小怪为此就医。实则当患者确实存在颅内血管压迫面神经时，随着时间的延长眼睑痉挛的症状会逐渐加重，除了会影响正常的社交之外，也会带来严重的安全隐患，较严重的面肌痉挛患者，当患侧眼睑发作时会出现无法睁眼，瞬间的双目视物转变为单眼视物会造成一定的视觉误差，此时会给正在驾车、车床操作或从事精细工作的患者们带来意外的伤害。并且，颅内血管压迫神经未得到有效解除的时间越长，对神经功能的损伤就越大，那么术后神经功能恢复则越困难或所需时长越久。还有部分患者认为可以通过肉毒素注射、针灸治疗，这样的相对保守的治疗方法来治疗面肌痉挛。然而，这类治疗方法并没有针对病因治疗，所以"治标不治本"，在这类治疗下，症状极易反复最终不能得到有效缓解，同时容易导致其他新的并发症出现，导致病情复杂化。除此之外，很多患者对于目前公认的唯一可以治愈面肌痉挛的方法——显微血管减压手术（MVD）也存在一定的认识误区，认为这是一种开颅手术，手术风险很大，觉得难以接受。其实这是一种微创手术技术，目前在我国已经广泛开展，手术的成功率及安全性都达到世界领先水平，广大患者可以放心选择，当然不同的医疗中心也存在差异，尤其在刚开展 MVD 手术的科室，还需要不断积累，确保患者安全和手术有效是永恒的追求目标。

参考文献

[1]YAITHO TC，JANKOVIC J.The many faces of hemifacial spasm：differential diagnosis of unilateral facial spasms[J].Movement disorders：official journal of the Movement Disorder Society，2011，26：1582-1592.

[2]ILLINGWORTH RD，PORTER DG，JAKUBOWSKI J.Hemifacial spasm：a prospective long-term follow up of 83 cases treated by microvascular decompression at two neurosurgical centres in the United Kingdom[J].Journal of neurology，neurosurgery，and psychiatry，1996，60：72-77.

[3]BHAGWAT AA，DEOGAONKAR M，DEOPUJARI CE.Microsurgery and Neuromodulation for Facial Spasms[J].Neurology India，2020，68：S196-s201.

[4]SUN Y，TSAI PJ，CHU CL，et al.Epidemiology of benign essential blepharospasm：A nationwide population-based retrospective study in Taiwan[J].PloS one，2018，13：e0209558.

[5]SON BC，KO HC，CHOI JG.Intraoperative monitoring of Z-L response（ZLR）and abnormal muscle response（AMR）during microvascular decompression for hemifacial spasm.Interpreting the role of ZLR[J].Acta neurochirurgica，2018，160：963-970.

[6]YANG M，ZHENG X，YING T，et al.Combined

intraoperative monitoring of abnormal muscle response and Z–L response for hemifacial spasm with tandem compression type[J].Acta neurochirurgica, 2014, 156: 1161–1166.discussion 1166.

[7]MATSUSHIMA K, KOHNO M, NAKAJIMA N.Retrosigmoid Intradural Temporal Bone Drilling for Intrapetrous Chondrosarcoma Extending to Cerebellopontine Angle[J].World neurosurgery, 2019, 122: 28.

[8]WANG L, HU X, DONG H, et al.Clinical features and treatment status of hemifacial spasm in China[J].Chinese medical journal, 2014, 127: 845–849.

[9]HUANG B, YAO M, CHEN Q, et al.Awake CT–guided percutaneous stylomastoid foramen puncture and radiofrequency ablation of facial nerve for treatment of hemifacial spasm[J].Journal of neurosurgery, 2021: 1–7.

[10]ZHAO Z, CHAI S, XIAO D, et al.Microscopic versus endoscopic microvascular decompression for the treatment of hemifacial spasm in China : A meta–analysis and systematic review[J].Journal of clinical neuroscience : official journal of the Neurosurgical Society of Australasia, 2021, 91: 23–31.

[11]VALLS–SOL é J.Facial palsy, postparalytic facial syndrome, and hemifacial spasm[J].Movement disorders : official journal of the Movement Disorder Society, 2002, 17 Suppl 2: S49–52.

[12]ZHANG WB, MIN LZ, ZHONG WX, et al.Surgical effect and electrophysiological study of patients with hemifacial spasm

treated with botulinum toxin or acupuncture before microvascular decompression[J].Clinical neurology and neurosurgery，2019，184：105417.

[13]YANG H，ZHOU J，ZHONG D，et al.Acupuncture therapy for patients with hemifacial spasm：A protocol of systematic review and meta-analysis[J].Medicine，2019，98：e18329.

[14]LIU Z，FANG G.Mind-refreshing acupuncture therapy for facial spasm，trigeminal neuralgia and stubborn facial paralysis[J]. Journal of traditional Chinese medicine，2004，24：191-192.

[15]YU B，XUAN L，JIN Y，et al.Efficacy and safety of thread embedding acupuncture for facial expression muscles atrophy after peripheral facial paralysis：study protocol for a randomized controlled trial[J].Trials，2021，22：755.

[16]LI B，SUN X，GUO J，et al.Effectiveness comparisons of acupuncture treatments for Bell palsy in adults：A protocol for systematic review and Bayesian network meta-analysis[J].Medicine，2020，99：e20252.

[17]WALIJEE H，VAUGHAN C，MUNIR N，et al. Microvascular compression of the vestibulocochlear nerve[J].European archives of oto-rhino-laryngology：official journal of the European Federation of Oto-Rhino-Laryngological Societies（EUFOS）：affiliated with the German Society for Oto-Rhino-Laryngology-Head and Neck Surgery，2021，278：3625-3631.

[18]ZHANG X，ZHAO H，TANG YD，et al.The Effects of

Combined Intraoperative Monitoring of Abnormal Muscle Response and Z-L Response for Hemifacial Spasm[J].World neurosurgery，2017，108：367-373.

[19]KIM YG，JUNG NY，KIM M，et al.Benefits of microvascular decompression on social anxiety disorder and health-related quality of life in patients with hemifacial spasm[J].Acta neurochirurgica，2016，158：1397-1404.

[20]ZHAO H，TANG Y，ZHANG X，et al.Long-term Outcomes of Microvascular Decompression in the Treatment of Hemifacial Spasm Based on Different Offending Vessels[J].Journal of neurological surgery Part A，Central European neurosurgery，2019，80：285-290.

（陈　正　李世亭）